〈暮らしの中の看取り〉
準備講座

大井裕子
社会福祉法人聖ヨハネ会桜町病院ホスピス科医長

中外医学社

はじめに

「安心しました．聞いておいてよかったです．」

　ホスピスや外来で出会う患者さんとこれからのことについて話し合ったあと，いわれることが多い言葉です．決して良いお話しばかりではない，今後の見通しについてお話しした後にも，安堵の表情でこんな風におっしゃることが多いのです．それは，今まで抗がん治療をしたかどうかにかかわらず，また，時には初めてお会いする方でも，なのです．

　「この先どうなっていくのでしょうか？」と聞かれたとき，援助者が安易に励ますだけでは会話がとても空虚なものになります．逆に全く心の準備がない状況で悪い情報を伝えられるだけではとても傷つき希望を失ってしまいます．仮に医師ではなくても，どんなことが心配だと思っているのかをじっくり聴いて，この先の会話を続けていくことができたら，患者さんは安心することができ，たくさんの人が救われるでしょう．相手が知りたいと思う情報を受け取りたいタイミングで誠実に伝えることが大切です．「安心しました．」という言葉の裏側には，たとえ厳しい道のりであろうとも，苦痛を緩和する方法があることを知り，それを実践してくれる人がいることを知り，そして何より自分の苦しみを理解してくれる人がいること，伴走してくれる人がいることを知った安心感があるといえるでしょう．

　団塊の世代がみな後期高齢者になる2025年には，5人に1人が75歳以上という高齢多死社会になり，これまでのように，体調が悪くなったら入院して病院で死を迎えるということが難しくなるといわれています．なぜなら，8割以上の人が病院で亡くなっている今よりも，年間に死亡する人の数は30万人以上増えるにも関わらず，病床数（入院できるベッド数）が増える計画がないからです．今以上に，病院ではなく地域（自宅や介護施設）で看取りをしなければならなくなります．

　そんな時代がやってくるのに，そこに携わる援助者（医療介護職や介護する家族）が看取りについて学ぶ場は十分とはいえず不安を抱えたまま看取りにかかわっているのが現状です．「看取り」はそんなに簡単なことではありません．死の瞬間に至るまで，そこにはその人の生活があり，次第に自分のことが思うようにできなくなる人の苦しみがあります．そのことを理解したうえで少しでも不安なく「看取り」を支えられる人が増えてほしいと思います．

　筆者は，ホスピスでたくさんの方と最期の時間をご一緒してきました．そこにはまさに，人生の最終段階にある人が経験するさまざまな苦しみがあります．どうにもならない現実の前に，解決できないことがたくさんあります．それでも，小さな希望や楽しみを見つけて穏やかに過ごす人もたくさんいます．どんなかかわりがあればそれが実現できるのか．仮に専

門職でなくても，援助者として何ができるのか，ホスピスでのかかわり方は特別なことではなく，その中には地域で実践できることがたくさんあります．

　また，ホスピスで出会った何人もの患者さんから「こんな医療があるならもっと多くの人に知ってほしい」といわれてきました．それは決して治すためだけの医療ではなく，よりよく生きるためのケアという側面をもつ緩和ケアの考え方を踏まえた医療です．もっというと，本来の医療の枠を超えた部分の方が多いかも知れません．もはや完治が難しい状況においては，その人にとって正しい道はひとつではありません．本書では，援助者の方々に少しでも選択の多様性を知っていただくため，コラムの中で患者さんのさまざまなエピソードをご紹介したいと思います．こうして患者さんが残してくださったことがご家族や私たちの中に生き続けていると感じられることはこの仕事の魅力でもあります．

　本書は，2014年10月に実際に筆者が広島県廿日市市（はつかいちし）の一般市民とともに始めた「〈暮らしの中の看取り〉準備講座」の内容をもとに，構成されています．一般市民と一緒に「看取りとは？」から考え始めた講座は，老いて死を迎えることを自分のこととして考えることを大切にしてきました．次第に看取りに関心のある医療介護職にも広まり，地域で療養する人が増えるであろう「がんのこと」（ステップアップ講座〈1〉）「認知症のこと」（ステップアップ講座〈2〉）を学びながら，地域で最期まで安心して暮らすために自分に何ができるのかを，一般市民と医療介護の専門職が一緒にグループディスカッションをする場となりました．
　さらに，インフォーマルサービスとして具体的にできることを考え，「はつかいち暮らしと看取りのサポーター」※1 として「食べること」（ステップアップ講座〈3〉）の意味を知り，「聴く力」（ステップアップ講座〈4〉）を養い，具体的な活動とするために実践的な学びを始めています．

　本書は皆さんが援助者として関心のあるところからお読みいただいても十分に学んでいただける構成になっています．
　地域での看取りについて改めて考えてみたい方は，どうぞ本書の流れに沿って学習を始めてみてください．きっと自分にもできることがあることに気づいていただけると思います．

＊なお，本文中の「患者さん」という記載は対象者がわかりやすいように表記したため，介護施設の「利用者さん」や地域で暮らす「病気療養中の方」に置き換えてお読みください．

※1　2016年4月に発足．講座開催当日のお手伝いをはじめ，広報活動や具体的な活動に参加してくださる仲間．廿日市市およびその周辺地域に在住か勤務する一般市民と専門職から構成される．

目次

はじめに ……………………………………………………………………………… iii

第1章 導入講座

最期まで輝いて暮らすためにまずは知ろう！
介護する側・される側のこころの叫び

アイスブレーク「看取り」とは？ ………………………………………………… 1
看取りの場面で 自分は何か力になれるのか？ ………………………………… 2
緩和ケアとは ………………………………………………………………………… 3
近代ホスピスの創始者 シシリー・ソンダース博士 …………………………… 4
全人的苦痛 苦痛の4つの要素 …………………………………………………… 5
緩和ケア〜今，ここにある苦痛に目を向ける …………………………………… 7
緩和ケア〜本人と家族のケア ……………………………………………………… 8
人がいかに死ぬか ということ …………………………………………………… 11
がん治療と療養の場の選択 ………………………………………………………… 17
緩和ケアと認知症 …………………………………………………………………… 20
人生の最終段階の身体機能の変化 ………………………………………………… 21
チームケア …………………………………………………………………………… 24
より良い看取りとは ………………………………………………………………… 26
グループワーク〜導入講座のふり返り・認知症の例 …………………………… 30

第2章 ステップアップ講座〈1〉

最期まで輝いて暮らすためにもっと知ろう！〈がんのこと〉
末期がんでも安心して地域で暮らすために地域のリソースを知る

グループワーク〜がんの例 ………………………………………………………… 33
「自分だったら……」と，考えてみましょう …………………………………… 35
在宅看取りが実現困難だと考える理由① ………………………………………… 37
在宅看取りが実現困難だと考える理由② 〜本人の気持ちと家族の気持ち〜 … 38
在宅療養を支える職種 ……………………………………………………………… 39
在宅療養を支える制度 ……………………………………………………………… 41
在宅看取りが実現困難だと考える理由③ 〜急変時の対応への不安〜 ………… 42
療養場所の選択肢 …………………………………………………………………… 43
がん治療を終えたあと 人生の最終段階における身体機能の変化 …………… 46

この先起こること・援助者にできることを知る……………………………………48
　　自然な最期　月の単位から日の単位，時間の単位の判断………………………49
　　日の単位から時間の単位にできること……………………………………………54

第3章　ステップアップ講座〈2〉
最期まで輝いて暮らすためにもっと知ろう！〈認知症のこと〉
認知症になった人から学び，考える

　　「認知症本人の言葉」…………………………………………………………………58
　　認知症の症状への対応………………………………………………………………60
　　軽度認知障害からアルツハイマー型認知症………………………………………62
　　アルツハイマー型認知症の進行の流れと療養場所の変化………………………63
　　インフォーマルサービスとは………………………………………………………64
　　中核症状と行動心理症状（BPSD）…………………………………………………65
　　ココが必要！インフォーマルサービスの充実……………………………………68
　　思い出ブック…………………………………………………………………………69

第4章　ステップアップ講座〈3〉
「食べること」の意味を知る
最期まで食を楽しむために

　　人生の最終段階　身体機能と食べること…………………………………………71
　　食べられないと思われている人たち………………………………………………72
　　人生の最終段階の大切なとき「まだ食べられる時期」…………………………73
　　食べられない人の世界………………………………………………………………74
　　食べられない原因はいろいろなところにある①…………………………………75
　　食べられない原因はいろいろなところにある②…………………………………76
　　口から食べることの意味　～患者の視点・家族の視点～………………………77
　　口から食べることの意味　～患者と思いを共有する～…………………………78
　　「食べられない」理由を4つの苦痛からアプローチ………………………………79
　　口から食べることの意味　～がんの場合～………………………………………82
　　「食べられない」ある女性との会話…………………………………………………85
　　「食べられない」ある男性との会話…………………………………………………86

「食べられない」ある男性との会話 その後 …………………………………… 86
危ないから経口摂取をやめることは簡単 でもそれでよいのか？ ………… 87
がんによる腸閉塞のときの考え方 …………………………………………… 88
口から食べることの意味 〜患者・家族の視点と医療介護職の視点〜 ……… 90
口から食べることの意味 〜重度認知症の場合〜 …………………………… 93

第5章 ステップアップ講座〈4〉
「聴く力」を養う
地域の誰もが聴いてくれるまちをめざして

「聴くこと・聴く力」が役立つ場 …………………………………………… 95
「聴く」ための基本姿勢 ……………………………………………………… 96
ミラーリング法① …………………………………………………………… 97
ミラーリング法② …………………………………………………………… 98
ミラーリング法③ …………………………………………………………… 99
「聴く」ことを妨げるブロッキング ………………………………………… 100
ブロッキングの外し方 ……………………………………………………… 101
「聴く」手順 ………………………………………………………………… 101
聴き方のコツ ………………………………………………………………… 104
実際にやってみよう！ ……………………………………………………… 105
ディグニティセラピー ……………………………………………………… 107
ディグニティセラピー実施への流れ ……………………………………… 108
「〈暮らしの中の看取り〉準備講座」で一般市民と行う「いきものがたり」……… 110

おわりに ……………………………………………………………………… 112

第1章 導入講座

最期まで輝いて暮らすためにまずは知ろう！

介護する側・される側のこころの叫び

　ようこそ，「〈暮らしの中の看取り〉準備講座」へ．
　「看取り」は普段扱いにくいテーマですし，家族の中に病気で療養中の方がいるときには，むしろ考えることを避けたいと思うのは当然のことといえます．しかし，誰もが通る道．知識として知っておいても良いこともたくさんあります．元気なうちに自分のこととして考えてみてはいかがでしょうか．

　今日あえてこのテーマを考えるのは，これから先，私たちが人生の最終段階を迎えたとき，たとえ誰かの力を借りないといけなくなったときでも，私たちはどう生きるかを選択することができるからです．
　しかし，何を，どう選択できるのでしょうか．選択の機会を与えられるのでしょうか．「どうしたいですか？」と聞いてもらえるのでしょうか．貴重な自分の人生の終わりを，納得がいくように過ごすために，私たちは何を知っておくとよいのでしょうか．援助者としてどう関わるか以前に，自分の最期は？と，自分事として考えてみたいのです．そうすると，援助者としての関わり方に，より幅が生まれると思います．
　また，実際に人生の終わりが見えてきたとき，人はどんな苦しみを感じるのでしょうか．その苦しみの中でも穏やかな気持ちで暮らしていける人がいるのはなぜでしょうか．私たちは誰もがいずれは死を迎えます．そして，自分が死を迎える前に必ず誰かを見送ります．そのときに，どんなかかわりが求められているのかを，ホスピスの現場での経験を紹介しながら，みなさんと一緒に考えていきたいと思います．

アイスブレーク「看取り」とは？

　「看取り」とは何でしょうか？
　みなさんは「看取り」という言葉からどんなことをイメージしますか？
　まずは緊張をほぐすために，おとなりの方（身近な方）と少し話し合ってみてください．

＊

　講座参加者からはこんな意見がありました．
- 看取りとは，死の瞬間にそこにいること．
- 看取りとは，最期に立ち会って見送ること．
- 「死」は誰もが通らなければならないところ．その通る道を一緒に生きていくこと．

私たちの生活から，死は遠い存在になり，それについて語ることもタブー視されるようになりました．医学が進歩して，命が救えることが当たり前のように考えられるようになりました．医学教育は，とにかく治療をして治すこと，治らなければ少しでも延命すること，救命することを目的としています．しかし，私たちがいざ治らない状態になったとき，「治すこと」から外れたときの関わり方についての教育は，まだ十分とはいえません．

　人生の最終段階にある人を援助する私たちだからこそ，今いちど，死について，看取りについて一緒に考えてみたいと思います．そして，介護する側にも，介護される側にも苦しみがあるということを知っておきたいと思うのです．

看取りの場面で　自分は何か力になれるのか？

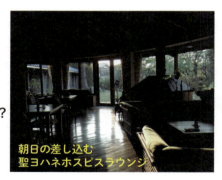

スライド ①

　「私たちは看取りの専門家じゃないから，看取りの場面で何もできない」そう思っている人は多いのではないでしょうか．
　しかしどうでしょう．
　今，目の前にいる人が本当に望む療養ができているのか？
　その人が話したいことにじっくり耳を傾けているか？
　その人が抱えている苦しみを理解できているか？

　そう振り返ったとき，専門家じゃない自分にもできることがあることに気づきませんか？
　専門家だけではこれからの高齢多死社会を支えていくことはできません．みなさんひとりひとりの力が必要とされています．

実は，私たちがホスピスで患者さんやご家族とかかわるとき，ここにあげたことを常に意識しています．
　「もっと，こんな風にしたらいいのに．」
　そんな意見をよく聞きます．でもそれは，誰がそう考えているのでしょうか．援助者が一生懸命に考えてくれるのはとてもありがたいことです．しかし，たくさんの熱い想いをもつ人が，それぞれにこうしたらいい，と思うことは，その中心にいる人が望んでいなければただ負担になるだけです．医療や介護の現場ではよくある場面ですが，いろいろな意見が出てまとまらないとき，今いちど「主語は誰なのか？」ということを考えてみたいのです．
　常に基本に戻る，それは，「本人はどう思っているの？」に立ち戻るということです．
　時に，家族の意見もバラバラで，患者本人や医療者の考えと対立しているように見えることもあります．しかし，そういうときでも，本人が苦しくないことを最優先したいという気持ちはみんな共通であって，「本人ならこんな風に考えるはずだ」という本人の気持ちをご家族が代弁してくれていることもあります．これは，私たち援助者がいくらこの方が良いと思っても，その家族の歴史の中でご家族が判断することを私たちが覆すことなどできません．こうしたご家族の気持ちにも理解を示すことは，看取りに限らず援助者が現場で常に意識したいところです．

緩和ケアとは

> **緩和ケアとは**（WHO 2002 年）
> 生命を脅かす疾患による問題に直面している患者とその家族に対して，痛みやその他の身体的問題，心理社会的問題，スピリチュアルな問題を早期に発見し，的確なアセスメントと対処（治療・処置）を行うことによって，苦しみを予防し，和らげることで，クオリティ・オブ・ライフを改善するアプローチである．

表 1-1　緩和ケアとは

　人生の最終段階にある人のケアに携わろうとするとき，緩和ケアの考え方は是非知っておきたいことです．緩和ケアは WHO によりこのように定義されており，がんのケアから始まった考え方ですが，がんに限らずすべての病気をもつ人，病気に限らずすべての苦しみを抱える人，例えば震災で家族や家を失った人，いろいろな生きづらさを感じている人，すべての人にかかわるときにとても役立つ考え方だと，筆者は考えています．

　大切なことは，緩和ケアとは，治る見込みのない人へのケアではないこと，患者だけではなく家族も対象にしていること，痛みや身体的な苦痛だけではなく心理社会的苦痛やスピリチュアルな苦痛にも目を向けていることです．
　目的はクオリティ・オブ・ライフ（生活の質）を改善すること，よりよく生きることです．延命でも救命でもありませんが，いのちを縮めることでもありません．限られた状況の中で，

どうやったらその人が望む生き方ができるのかを一緒に考えることです．もっと簡単にいうと，この状況でもなおできることを考えることが緩和ケアです．身体に負担をかけずに穏やかに過ごすことで，結果として緩和ケアを受けた方が生存期間が伸びる，そんな報告もされています．

近代ホスピスの創始者 シシリー・ソンダース博士

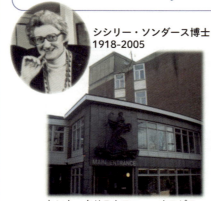

※1 MSW 医療ソーシャルワーカー

スライド②

シシリー・ソンダース博士は，ソーシャルワーカーのときに末期がん患者と出会い，心通わせる仲にあったといわれています．その二人が「死にゆく人がどうやったらやすらぎを感じるか，今の医療に欠けていることは何か」を話し合う中で，全人的苦痛の概念やホスピスのイメージができたといわれています．おそらくこのときに話し合われたことは，今の医療に求められていることと何ら変わりがないでしょう．

シシリー・ソンダース博士は，その後医師となって，これまでは目を向けられなかったがん末期患者と家族のケアを行いました．「死の顔を変えた」ともいわれています．しかし特筆すべきは「ベッドサイドで手を握り，笑顔で寄り添い，癒す」だけではなく，きちんと身体的苦痛を緩和することを実践し，誰もができるように発信したことです．モルヒネを注射ではなく内服して痛みの治療をすることが可能であることを確立し，それは現在のがん疼痛治療の基本となっています．とはいえ，モルヒネはまだまだ正しく使用されておらず，モルヒネを最期に使う薬と認識している医療者がたくさんいることは残念です．本書ではその誤解も解けるよう，いくつかのエピソードの中でモルヒネの正しい使い方をご紹介します．（スライド④→p.7，コラム①→p.12，コラム③→p.18）

全人的苦痛 苦痛の4つの要素

全人的苦痛　苦痛の4つの要素

- **身体的苦痛**
  - 痛み
  - 他の身体症状
  - 日常生活活動の支障
- **社会的苦痛**
  - 仕事上の問題
  - 経済上の問題
  - 家庭内の問題
  - 人間関係
  - 遺産相続
- **精神的苦痛**
  - 不安・いらだち
  - 孤独感
  - 恐れ
  - うつ状態
  - 怒り
- **全人的苦痛 TOTAL PAIN**
  - 人生の意味への問い
  - 苦しみの意味
  - 「こんな状況で生きている意味がない」
  - 「なぜ私だけがこんな目にあうの？」
  - **スピリチュアルペイン（霊的苦痛）**

スライド③

　シシリー・ソンダース博士は，がん末期患者のケアを行いながら，彼らの抱える苦痛には4つの要素があることを提唱しました．4つを合わせて全人的苦痛とよんでいます．誤解してはならないのは，人の苦痛がこの4つに分類されるということではなく，4つの要素が複雑に絡まりあって存在しているということです．

　身体的苦痛は，日常生活に支障を与えるような身体の痛みや呼吸困難，嘔気，倦怠感などの症状です．患者さんの苦痛の原因をきめ細かく確認しながら症状緩和を行います．ただし，がんでも痛みが全くない患者さんも約30％いるといわれています．がん＝痛みで苦しむ と思っている患者さんは多いですがそれは誤解です．緩和ケアに習熟した医師の下でケアを受ければほとんどの痛みは緩和されます．

　社会的苦痛は，病気の進行あるいは身体機能の低下によって，今まで通りの生活ができなくなったとき，自分の社会の中での役割や家庭での役割に変化が生じて現れる苦痛を意味します．例えば経済的な問題や家族の中での問題，人間関係などです．制度を利用することで解決できることもありますが，スピリチュアルペインとも密接に関係します．

　精神的苦痛は，がんと診断されたときから始まるでしょう．不安やいらだち，自分だけが社会から取り残されていくような孤独感，うつ状態などがその症状で，家族や友人，そしてじっくりと治療にかかわってくれる医療チームによってその苦痛が緩和されることもあります．一部薬で緩和される症状もあります．

　スピリチュアルペインは統一された定義はなく，もっともイメージが難しい苦痛です．「私が生きている意味は何？」「どうしてこんな状態で生きていないといけないの？」といった，

生きる意味を問うような苦痛です．この苦しみは，薬で解決できるものでも，宗教的な支えだけで解決できるものでもありません．前述の3つの苦痛に深く関連していることも多いので，ひとつひとつの苦痛に丁寧に対応していった結果，スピリチュアルケアにつながる可能性があり，そこに必要なのは，苦しみをじっくりと聴いてくれる人の存在と，その人の苦痛を理解しようとする姿勢で，それらは緩和ケアが最も大切にしていることです．

　例えば，「今一番つらいのは，口が渇いていること」といわれた患者さんがいました．「口渇（口の渇き）」は終末期にほぼ100％の人が訴える症状ですが「見捨てられた症状」といわれるように，これまで病院や施設でも十分なケアがされてきませんでした．最近になってようやく口腔ケアの大切さが知られるようになりましたがまだまだ不十分です．

　この患者さんは，口渇によって，言葉が思うように話せず，いろんな人が会いに来てくれるのに話す言葉がうまく伝わらなくてつらい，といっていました．前医で「腸がつまっていて吐くとつらいから」と説明を受けて以来，水分の摂取を極力控えて，ほんの少しの氷を口にするだけの時間が続いていました．本当は残された時間を家族や友人たちともっと話をして過ごしたいと思っていましたが，それができない状態を「ただ，死を待っているだけだ」と感じていました．これこそが身体的苦痛とスピリチュアルペインが絡まり合った状態です．この苦痛を緩和するためにできることは，まず，本当に口から水分を摂取することが無理なのかを改めて評価してみることでした．

　腸閉塞であれば嘔吐することが多いのですが，この患者さんはまだ一度も嘔吐したことがありませんでした．しかし，「嘔吐するかもしれない」と聞いているので水を飲むことをおそれています．ここでは医師として自信をもって，完全に閉塞しているなら嘔吐が続くはずだが，嘔吐していないので少し飲めるかもしれないと伝えました．万が一嘔吐するようであれば，その時にもう一度対策を考えることとして少しずつ水分を摂ることを始めてみました．

　この患者さんは，水を飲んで嘔吐することはありませんでした．そして，水分が摂れるようになったためご家族に大好きな飲み物をいろいろとリクエストしては経口摂取を楽しみ，口渇が癒されてしっかりと声も出るようになりご家族や友人と会話を楽しみました．

　ここまでは予想していたことでしたが，この先にもっと意味のある変化が待っていました．「ただ死を待っている」という気持ちから，「きちんと伝えておかなきゃ」という気持ちに変化したのです．一緒にコーヒーを楽しみながら，患者さんはご家族に自分の葬儀での希望を伝え，亡くなったときに着るお洋服についても話し合うことができました．

　これはまさに，身体的苦痛に丁寧にかかわることがスピリチュアルケアにつながった一例です．スピリチュアルペインの重要性を唱えたアメリカの精神科医，キューブラー・ロス女史は，スピリチュアルケアはどのようにしたらよいのかと尋ねた医師に対して，「身体的苦痛，精神・心理的苦痛，社会的苦痛のそれぞれにしっかりと誠実に対応すれば，スピリチュアルペインはおのずとケアされる」と述べています．

緩和ケア～今，ここにある苦痛に目を向ける

> **緩和ケア～今，ここにある苦痛に目を向ける**
>
> 私は，呼吸が苦しくてもう数日で死ぬと思っていました．
> それなのに，体重を測るためにベッドの横に立たされて，
> 何の意味があるのか疑問でした．
>
> （転院時）トイレの度に看護婦さんをよぶのが悪くて，
> それにトイレに行くことは苦しくなるので恐怖でした．
> 管を入れてもらえるなら，よばなくていいなら安心です．　→尿道カテーテル留置
>
> （ある日）こうして寝ていると苦しくありません．
> でも，枕を少し動かしただけでも苦しくなるので動かさないようにしています．　→モルヒネ持続皮下注射開始
> 食事の度に起き上がるのがつらいし，すぐ横になりたいと思います．　4.8 mg／日
>
> （その2日後）食事も苦痛なく食べられるようになりました．
> 「トイレぐらいは自分で行きたいんです」　→尿道カテーテル抜去，ポータブルトイレ移動開始
>
> 何だか，奇跡が起きるんじゃないかと思うようになりました．
> 小さな希望ですけど，大好きな新宿御苑の桜が見れるんじゃないかと．　→リハビリ開始
> 私のことをみんなに伝えてください．私が生きていた証をこの世に遺したい．
>
> スライド④

緩和ケアとはがんだけが対象ではありません．非がん疾患である間質性肺炎の方のもつ苦痛にひとつひとつ対応していった例を紹介しましょう．

　この患者さんは間質性肺炎で呼吸困難のために日常生活が大きく制限されていました．顔を洗うことや，枕を少し動かすという些細な動作をするだけでひどい呼吸困難に襲われ常に死の恐怖を感じて生活していました．余命もわずかといわれていました．ご家族からの相談を受けて当院に転院していただき，今，目の前にある苦痛にひとつひとつ対処していきました．

　この患者さんにとってはトイレに行くことはひと仕事でした．少しの動作でも苦しくなるので看護師をよばなくてはなりません．そのこと自体もとても心苦しく，さらに「なるべく忙しい看護師さんの手を煩わさないように」と考えて急いで動くと，その結果呼吸が苦しくなり，そのたびに死の恐怖を味わっていました．

　入院時，何がつらいですかと尋ねたときに，患者さんの答えは「トイレの度に看護師さんをよぶこと」でした．苦しくならないための方法として提案した尿道カテーテルは，その苦痛から解放されるならと即座に希望されました．これでトイレの度に看護師さんを呼ばなくてもいい，そのことでとても気持ちが楽になりました．

　数日後，トイレに移動する必要がなくなった患者さんは，一見苦痛がなさそうに見えました．しかし，よく聞いてみると少し枕を動かすことでも苦しくなるため，なるべく動かないようにじっとして過ごしていました．食事をとる姿勢になってもすぐに横になりたいという状況で，それが食事量が増えない理由でした．

「もう少し楽に生活できるようにうまくお薬を使ってみませんか？
本当は車いすに乗ってでも，お散歩ぐらいできたら良いなと思うでしょう？」
「そりゃそうですよ．」

そう即答された患者さんに，呼吸困難を緩和するためにはモルヒネが有効であることをお話して，少量のモルヒネを持続皮下注射で開始しました．それまで内服していたリン酸コデイン錠を飲むためにベッドから起き上がることすら苦しかったからです．この方法であれば，からだを動かす前に注射を追加すること（レスキュー[※2]）で，起き上がったときの苦痛を予防することが可能です．こうしてモルヒネ持続皮下注射を開始して，食事のためにベッド上で起き上がる直前にレスキューを行うことを徹底しました．

2日後，患者さんは食事のために座っていることが苦痛ではなくなり食事を全量食べることができるようになりました．そして，トイレぐらいは自分で行きたいという気持ちになりました．即座に，尿道カテーテルを抜いて，ポータブルトイレに移動する練習を開始しました．もちろん移動前にはモルヒネをレスキューします．こうすることで，今までのような体動時の呼吸困難は予防されました．

このころから，「もしかしたら奇跡が起こるかもしれない」という気持ちになりました．その奇跡とは，大好きな新宿御苑の桜を見に行くことでした．そうです．つい1, 2週間前はベッドで寝たままの生活以外は考えられない状況でした．トイレに行くことも，車いすに乗って売店に行って好きな物を選んで買い物をすることも奇跡でした．しかし可能性が見えてきたので車いすに移動できるようにリハビリを提案しました．血中酸素濃度を測定しながら，リハビリに行く前にレスキューをして呼吸困難に備えました．もちろん酸素投与は入院時から継続していました．

このように，今，ここにある苦痛に目を向けると，その苦痛は状況に応じて変化していくことがわかります．その苦痛にひとつずつ丁寧に対応していくと，小さな希望が見えてきます．患者さんの日常生活動作の範囲は広がり，この患者さんの生活の質は格段に改善されました．

もう桜が咲き始めています．新宿御苑ではなく小金井公園になりましたが，今年のお花見は患者さんにとってもご家族にとっても大切な思い出になるでしょう．そして今，この方は退院してある介護施設で生活しています．モルヒネは内服に変更して，酸素は使用しているものの，ひとりで自室のトイレに行く自由を手に入れることができました．

※2　レスキュー　レスキューとは：痛みや呼吸困難に対して症状を和らげるために速効性の薬剤を臨時で使用すること．

緩和ケア～本人と家族のケア

ここではがんを例に緩和ケアの理解を深めていきましょう．
生涯でがんに罹患する確率は，男性63％，女性47％（2012年データ）で，決して珍し

スライド⑤

い病気ではありません．がんと診断されても治療を受ければ5年後に生存している確率は69.4％，10年生存率は58.5％（2017年）というデータがあり，決してがんになるとすぐに死が訪れるわけではないのですが，それでもやはりがんは「死」をイメージさせるため，誰もが診断されるととても大きなショックを受けます．

がんと診断されて1年以内の患者が自殺や事故で死亡する危険性は，がんの進行度とは関係なくがん患者以外と比べて約20倍にのぼるとの研究結果は，早期がんでも大きな精神的なダメージがあるということを示しています．つまり，診断された時点から何らかのケアが必要であるといえます．緩和ケアチームなどの専門家がサポートすることも可能ですが，すべての患者さんに対応することは現実的に不可能です．「がんと診断された人がそれだけでも大きなショックを受けるのだということを主治医が理解すること，外来の看護師や受付の職員が診断を受けた患者にひとこと気持ちを慮る声をかけることこそが，早期からの緩和ケアだ」というのは，私の尊敬する儀賀理暁先生[※3]の言葉です．

がんと診断された人にとっては，手術，抗がん剤，放射線治療などの抗がん治療は生きる希望です．しかし，生活のすべてではありません．治療が，生活にどのような影響を及ぼすのかは治療の選択の重要な要素になります．診断された後，その人が大切にしたいことを共有して，これから「治療」という長い道のりを一緒に歩んでくれる援助者がいればとても心強いでしょう．援助者は自分が良いと思うことを一方的に勧めるのではなく，がんと診断されたその人が何を大切にしているのかを理解しようとする姿勢が大切です．

治療の過程で，患者はさまざまな要素の苦痛を経験します．そのときどきに必要なサポー

※3 儀賀 理暁医師　埼玉医科大学総合医療センター 呼吸器外科准教授，緩和ケア推進室室長，フェリス女学院大学音楽学部非常勤講師．著書『あのね，かなちゃんに聞いてほしいことがあるの』（日本医事新報社．2017）

トは変化していきます．だからこそ，主治医1人ではなく多職種からなるチームによるケアが求められます．

　一方で，ケアの対象として忘れてはならないのは家族です．診断されたあとの早い時期から，家族の病気への理解や患者さんとの関わり方にも目を向けることは，家族にとって「心残りのある死・予期せぬ死」とならないために，そして患者さんが亡くなった後の家族が，悲嘆を抱えながらも健康に生きていくために大切なことです．「心残りのある死・予期せぬ死」とならないためには，家族が，何もかも行き当たりばったりではなく，少しこの先の見通しを知っておいて，今家族としてどうしたら良いかを考えることができるような援助が必要です．ホスピスでは，家族がそのときに受け取れるだけの情報を，少しずつ伝えていくことを心がけています．ここでも大切なことは，家族にも病気の進行を認めたくないという気持ちがあり，今それでもなおこれからのことを知りたいときなのか，あるいは聞きたくないときなのか，を感じ取ることです．ときには，こんなことを少し知っておきたいと思いますか？と確認します．

　また，家族は大切な人を亡くした後に，さまざまな気持ちの波を乗り越えながら生きています．あるときのご遺族の集まりで，「そのときは十分にやり切ったと感じていたが，その後寂しくて仕方がない，ようやく1年たって気持ちが落ち着いた」「ずっと忙しくしてあまりつらいとも思わないで過ごしてきたのに，最近になってとても寂しい」「もっともっと話したいことがあったと思いが溢れてくる．でも，家族の前ではそのことを話せない」「あんなにずっと一緒に過ごしてきたのに，どうして最期のときにそばにいなかったのかをずっと悔いている」などのことばが聞かれました．ホスピスでは大切な人を亡くした後も，集まって話せる場を提供しています．じっと他の人のことばに耳を傾ける人，思いをたくさん語って気持ちが楽になったという人，ここでは安心して話せるという人など，大切な家族の最期をご一緒したスタッフに会いに来てくれる方などさまざまです．この時間がご家族のための時間でもあり，また実は私たち援助者のための時間でもあります．ご家族のことばに改めて自分たちのケアを振り返り，これでよかった，と思ったり，ときには反省したりします．そのことが，私たちをまた次の患者さんへのケアに向かわせてくれます．

　このように，家族のケアは患者さんの治療中から亡くなられた後まで，お看取りの時期をはさんで続いていきます．

　「最期の時」も，「家族に囲まれた最期」がすべての人にとって良いのではありません．本人の大切にしたいことが「家族に迷惑をかけないこと」で，最期のときに家族がそばにいてくれなくてよいと考える人もいます．それは決して不幸な最期ではありません．

　あるとき看護師がこう尋ねました．「死に対してどのように思っていますか？」
　トイレに行くこともままならなくなり，「こんな風になってしまった．でも，（頭を指して）ここはちゃんとしているからね．」と，大好きな小説を読んで1日のほとんどをベッド上で過ごしていた80代の男性はこう続けました．

「死ぬのは怖くない．ひとりで生まれて，ひとりで死ぬ．それが自然なことだから．
何も寂しいとは思わない．苦しいとき，死ぬときは誰もそばにいなくてもいい．
世間体とか気にしないで，自分に正直に生きていけばいいと思っている．
姉もそばにいなくていい．看護師さんもそんなことでそばにいなくていい．
寂しいなんて思わないから.」
この男性は，ラウンジでウイスキーを飲みその翌日永眠されました．

この方の最期は，本人も家族もイメージした通りでした．忙しいお姉さんご夫婦も最後には立ち会えないと入院時からいわれていたので，この方が亡くなったらそのときに連絡をすることを予め話し合って決めていました．そして，本人がイメージした通り，看護師とのやり取りをして看護師がそばを離れた数分の間に最期の瞬間を迎えられました．

しかし，もしも，最期の数時間を一緒に過ごしたいという希望が家族にあるのなら，援助者としてそのタイミングを逃さないように家族に声をかけたいものです．そのためには，私たちはどんなことを知っておいたらよいのかは，第2章　ステップアップ講座〈1〉「がんのこと」でご紹介していきます．

人がいかに死ぬか ということ

「人がいかに死ぬかということは，
残される家族の記憶の中にとどまり続ける．
・・・
最後の数時間に起こったことが，残される家族の
心の癒しにも悲嘆の回復の妨げにもなる．」
シシリー・ソンダース

残される家族 → 介護スタッフ・医療スタッフも同じ

スライド⑥

シシリー・ソンダース博士は，「最後の数時間に起こったことが，残される家族の心の癒しにも悲嘆の回復の妨げにもなる．」といっています．実際には，最後の数時間だけではなく，援助者と出会ったその日から始まる療養中のすべてのやり取りがご家族の記憶の中に残ります．その記憶の一部が悲嘆からの回復の妨げになるとしたら，それはとてもつらいことです．このことを援助者は心にとどめておく必要があるでしょう．

一方で心の癒しになる可能性があるとしたら，それはどんなかかわりなのでしょうか．
　また，ここでは，「残される家族」を介護スタッフや医療スタッフに置き換えてみたいと思います．援助者として，看取りにかかわる医療・介護スタッフは，自分たちの経験をもとに，あるいは同じ現場の先輩からの教えをもとにより良い看取りを目指して人生の最終段階にある人に関わっています．否応なく次々と訪れる看取りに対して，看取りの経験の少ない現場では援助者として満足のいく看取りができないこともしばしばです．しかし，そのおひとりおひとりとの別れを振り返る間もなく，また次の看取りがやってきます．振り返ることの意味も日本ではあまり重要視されていません．家族と同じように，援助者の中に看取りがつらい記憶として残ったならば，それは援助者自身の悲嘆からの回復を妨げ，できれば看取りの現場に居合わせたくないという思いにつながってしまいます．
　逆に，良い看取りを経験した援助者は，また看取りにかかわりたいと思います．看取りは最期には人との別れ，それはつらく悲しいできごとですが，看取りにかかわる私たちがつらい経験ばかりをしているわけではありません．自分たちよりも先に逝く人たちの生きざまを目の当たりにすることで，その人生の先輩たちから教わることは実に多いのです．これがこの仕事の魅力です．ここでいう良い看取りとは，もちろん亡くなったその人と家族にとっての良い看取り，希望に沿った最期の時間を過ごせたかどうかということです．
　たとえゴールが見えなくても，丁寧に話しを聴いていくことで，その人の大切にするものが見えてくるのだ，ということをたくさんの患者さんが教えてくれました．そして，患者さんがどう過ごしたか，ということが残された家族の支えになるのだということも教わりました．家族が，「良かった」と思えることがひとつでもあることが，その後生きていく支えになります．（コラム①②）

コラム1 「自分で決めること」 20代女性　乳がん

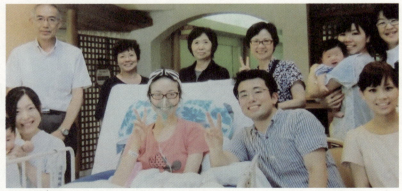

図1-1　鎮静からさめて，ラウンジでのひととき

「もう1年が過ぎました．あっという間でした．真理は幸せでした．本当に，ここに来て良かったと思います．」

「もう1年．早いですね．もしよろしければ，今振り返って良かったと思うのはどんなことなのか，聞かせていただけますか？」
思い切って聞いてみました．
「まず，先生のところに来て．んー．病気は良くならないんだけど，生活の質が格段に良くなりました．ずっと咳が出ていて呼吸も苦しかったですからね．それに，真理が希望していたがんの治療をしながら先生の外来に通院することができたこともとても良かったです．そんなことできるとは思っていなかったですから．」
　真理さんは中学生の時に出会った病院の栄養士さんに憧れて，管理栄養士になると決めて，晴れてその職に就くことができたのに，その大好きな仕事を休むことを余儀なくされていました．少し動くと呼吸も苦しくなるような状態でした．1週間後に控えていた友人の結婚式に出ることも，半ばあきらめていました．
　真理さんが初めて外来に来られたのは，6月ごろだったでしょうか．若い女性らしくきれいにお化粧をして，長い髪はカールをして，同性の私から見てもほれぼれするような美しさでした．この美しい女性に付き添って，もう1人女性が診察室に入ってこられました．それはお母様でした．
　いつも通り自己紹介をして，真理さんのこれまでの治療の経過についてゆっくりとお話をうかがいました．今まで治療をしていた病院で，もうこれ以上治療の効果は期待できないから，ホスピスに相談に行くようにいわれたということでした．治療をしているのに，脳に新たな転移が見つかってしまった，その状況でのホスピス受診でした．私は真理さんの，その美しい目の奥に強い意志を感じながら，これからどうしていきたいと思っているのか尋ねました．
「体調を良くして，がんを治すための治療を受けたいです．」
「体調を良くして，がん治療を続けたいということですね．では今のつらい症状を和らげるためにできる治療をすぐに始めましょう．」
　この日処方されたステロイドホルモンと少量のモルヒネは，今まで彼女を苦しめていた咳や呼吸困難をすぐに緩和してくれて，大切なお友達の結婚式にも出ることができました．
　彼女は自分で見つけてきたがんを治す治療をしてくれる医師のところに通いながら私のところにも通院していました．ある日，激しい嘔吐に見舞われて治療をしていた大学病院に入院したと連絡がありました．そして，非常に苦しい状況の中で療養していました．そのつらい時間の経過の中で，
「緩和ケアだったら，大井先生だったらどうするんだろう？」
　そう彼女がいったことをきっかけにお母様が連絡をくださり，私のところに彼女は移ってきました．でも，がんの治療をしたいと外来で話していたので，ホスピスではなく一般病棟に入院してもらいました．彼女ががんを治す治療に対して，今どういう気持ちでいるのか，それは大切なことでした．ホスピスに入院するということはそれをしないということが前提になるからです．

呼吸も苦しい，吐き気もあるその状況の中で，もう一度彼女に，これからどうしたいのか尋ねました．病気のことを主治医からどんな風に聞いているのか，そのことも尋ねました．
　彼女は，「検査をした結果，『変わりがない』と説明された．だから，体調を良くしてがんの治療をしたい．」といいました．「治療しているから変わらない．」そう考えることもできます．
　そして今度は，お母さんに聞きました．
　「お母さんも同じように聞いていますか？」
　お母さんは，少し間をおいて首を横に振りました．そして勇気を出して話してくれました．
　「転移したがんが大きくなっている，といわれました．でも，そのことは本人にはいえませんでした．」
　ご両親は，娘の苦しみを想像するあまり，本人に伝えることを躊躇していました．これは，親ならば，あるいは家族ならば誰もが感じることでしょう．こんなつらいことを本人にどう伝えたらいいのか，ショックを受けるに違いない．誰もがそう考えるでしょう．
　「体調を良くしてがんの治療をしたい．」そう話した彼女に，体調を良くするために今できる限りのことを速やかに始めました．それは，少量のモルヒネと制吐剤とステロイドホルモンでした．幸い，その日の夕方にはベッドサイドに座ってテレビを見て過ごすことができました．食事もおいしく食べられるようになりました．家族と一緒に話ができる，そのことが彼女にはとてもありがたく感じられました．
　入院して5日が過ぎたとき，彼女は私に話してくれました．
　「私の人生の目的は，抗がん剤の治療をすることではないと気づきました．がんの治療をするよりもこうして家族と一緒に穏やかに過ごす時間を大切にしたいと思います．ホスピスで療養します．」
　お母さんはほっとしたようでした．外来に通っているときからずっと，彼女の診察が終わった後に「もう抗がん剤の治療をやめてホスピスで穏やかに過ごしてほしい」とおっしゃっていましたから．そして今日，真理さんがそのことを自分で決めたのですから．
　彼女がそう決めたとき，これが最もホスピスに入院するのに良いタイミングでした．今まで一般病棟の固いベッドの上で寝ては仕事に通っていたご主人も，今度はホスピスの病室で，もう少し寝心地の良いベッドで休み，お風呂にも入り，ラウンジで一緒に食事をして，本当に良い時間を過ごしました．しかし，いくら薬を使って体調を整えても，病気が進むにつれ，それだけでは抑えきれない呼吸困難が彼女を襲ってきます．モルヒネやステロイド，安定剤などを使っても症状が抑えられない，このときにできることは間欠鎮静という方法です．少しの時間，薬で深く眠って苦しい時間をしのぎます．こうすることで眠りから覚めた後に少し穏やかな時間を過ごすことが可能

です．この状況の中で，彼女は自分の最期が近いことを感じていました．まだ自分の病気のことを伝えていない大切な友達に会っておきたい．そう思った彼女は友人に連絡をしてホスピスに会いに来てほしいと伝えました．すでに鎮静が必要になっていた頃です．友達に会いに来てもらっても話はできないだろう，ご家族はそう覚悟をしていたといいます．しかし，鎮静の後のほんの少しの良い時間に，週に1回の音楽療法をしているラウンジに出て，かき氷を食べながら音楽を聞き，友人と会話を楽しみ，1週間後に控えているお誕生日のお祝いをみんなでして，笑顔で写真を撮って，ビデオを撮って．そんな素敵な時間を過ごすことができました．

「来週の今日はない．」みんながそうわかっていて，今のこの瞬間を大切にしたいという思いがひしひしと感じられました．その夜彼女は静かに息を引き取りました．家族みんなに囲まれて．

この夜，いつも言葉少なに彼女を見守っていたお父さんは，言葉を失い，声をあげて泣きました．誰よりも強く手を握り，無言のまま．

1年後，そのお父さんが，命日の日にはホスピスに行こうと家族に声をかけて訪ねてきてくれました．そしていってくれました．

「ここにきて，本当に良い時間を過ごしました．」とても嬉しい言葉でした．

「治療していたころは，いつも次の治療のことを考えていてとても緊張感をもって生きていた．でも，ここに来てからは，なんだか力が抜けて，彼女らしくとても穏やかに過ごしました．」お母さんはそう話してくれました．

治療をやめてから，わずか10日ばかりの短い日々でしたが，ご家族がこうして振り返り「よかった」と思えるのは，「自分で考えて決めたい」という彼女の希望を，周囲のみんなが理解しようとして支えてきたこと，そしてすべてのことを彼女自身が納得して選んだからこそでしょう．残されたご家族の記憶の中に生き続ける彼女は，いつまでも彼女らしい姿のままです．

コラム2 「あれは非常に良いアドバイスでした」 70代男性 肺がん

ねこが大好きなSさん．お部屋のあちこちにねこちゃんたちが飾ってあります．心和むこのお部屋でのひとこま．

「何でも協力するよ．某新聞記者と書いといてくれていいから．」

わたしが，いつか皆さんから学んだことを本にまとめようと思うとお話しすると，新聞記者をされていたSさんが，今度はご自分が取材を受けているかのように演じてみせてくださいました．

Sさんは，肺がんと診断を受けた病院で，

「これからもっと苦しくなる，この苦しみとはこれから一生付き合わなければならない．」と説明を受けていました．言葉にはされませんでしたがとてつもなく大

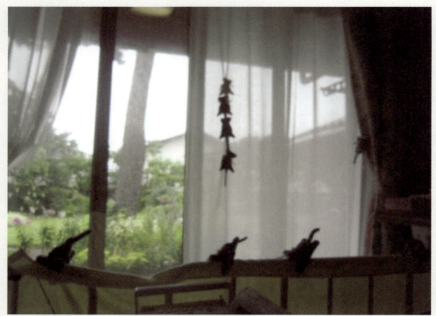
図 1-2　ねこちゃんが大好きな某新聞記者のお部屋

きな不安があったからでしょう．そんな苦しむ姿を誰にもみせたくないと，身近な人の面会も断っていました．この先に苦しみが待っていると思いながら残された時間を過ごしていくことがどんなにつらいことでしょうか．このことは即座に訂正する必要があると思いました．そこで，

　「肺がんなので呼吸困難や咳といった症状は今後出てくる可能性が高いです．でも，そのときにはそれを緩和する方法がいくつかあるので，それをひとつひとつやっていきましょう．

　どんなときも，できることを一緒に考え，苦しみを放置するようなことは絶対にしません．」そう約束しました．そして，さらに付け加えました．

　「呼吸が苦しくなると，人と話しをしたり美味しいものを食べたりすることがとても大変になります．でも，今は，そのどの症状もない一番良いときですよね．今なら，大切な人と苦痛なく会うことができます．大切なことは早めに，会いたい人には早めに会っておいた方がよいです．」

　Sさんはとても安心された表情で，「それを聞いて安心しました．」とおっしゃいました．それ以降，会いたい人をリストアップしてたくさんの人とお別れの面会をされました．

　「会いたい人に会っておくように．あれは非常に良いアドバイスでした．会いたい人をリストアップして連絡しました．30人の人が僕に会いに来てくれた．本当はこんな姿を見せたくないと思っていたんです．でも，自分が逆の立場だったら…と考えたんです．親友から，突然死にましたという連絡が来たら，僕は怒るで！

なぁ．僕はここに来てよかったよ．」
「そういっていただくととても嬉しいです．でも，どうしてそう思われたのか教えて頂けますか？」
「患者の立場で話してくれるから．体を動かすときでも，患者がどうやったら痛くないかをものすごく考えてくれる．そうでない人も少しおるけどほとんどの人がそうや．先生も看護師さんも，心遣いができとる．最期ここで死ねてよかった．死にたい場所で死ぬんや．死にたい場所で死ぬことができるのは幸せや．」

この方は楽しみにしていたオリンピックをお孫さんと一緒に見ることはできませんでした．しかし，こんな風に過ごせて良かったのだなということを，のちに奥様から届いたお手紙から知ることができました．

「先生にお会いするまでの主人は，自分の弟さえ見舞いに来るなと弱みを見せたくないような態度でございました．でも先生から『与えられた時間を大事にお使いくださいね．』といっていただき，お見舞いを受ける気持ちになってくれました．お陰様で兄弟はもとより，現役時代苦労を共にした方々と会う気持ちになったのを皮切りに，中・高時代の友人までが京都から飛んできてくれました．遠ざかっていたカトリック信仰との出会いもあり，学生時代一緒に過ごした教会の仲間とのつながりが復活して，目に見えない心のつながりが芽生えて，私も大変助けられた次第です．」

がん治療と療養の場の選択

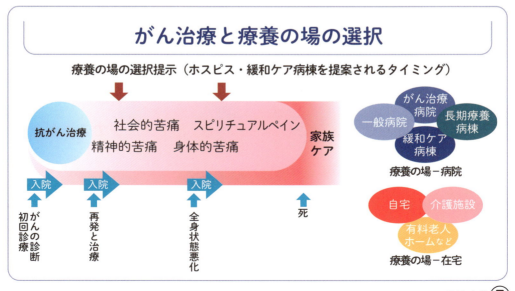

スライド⑦

緩和ケアはがんと診断されたときから提供されるものとがん対策基本法では謳っています．しかし，実際に療養の場としてホスピス（緩和ケア病棟）を提案されるのは，がんが再発してその治療がそろそろ限界となったとき，あるいは全身状態が悪化して入院したものの，抗がん治療をしないため急性期病院にそのまま入院の継続が難しいという場合なので混乱を招いています．

　療養の過程で抱える苦痛はひとりひとり異なり，いくつもの苦痛の要素が混在していることは珍しくありません．治療のどの段階でも必要なときに緩和ケアが提供できるように，がん拠点病院には緩和ケアチームが配置されています．しかし主治医から「困ったらうちの病院の緩和ケアチームに相談してもいい」といわれている人は意外と少なく，「とにかくこれ以上の有効な治療はないから緩和ケア病棟に早めに相談に行くように」といわれて受診する患者さんがほとんどで，そのような方々は非常に大きな不安を抱えて来院されます．抗がん治療（化学療法，放射線治療，手術など）ができないとすぐに死が訪れると誤解している人も多いですし，ホスピスがただ死を待つ場所だと思っている人も多いですが決してそうではありません．ホスピスは患者さんが大切にしていることを共有して，この状況でもなおできることを一緒に考え，残された時間をよりよく生きるための場所です．ホスピスを紹介してくださる医師やソーシャルワーカーの方には，是非このことと，この後の看取りに向けたプロセスもある程度知っておいてくださるといいなと思います．

　将来のホスピスの入院に備えて来院される患者さんやご家族との面談を行うホスピス相談外来では，患者さんの不安な気持ちに配慮しながら，今後の見通しや患者さんが知りたい情報を丁寧に伝え，仮に痛みやその他の苦痛症状が出てもまずは通院しながら薬で十分に緩和できることや，どんな状態になったら入院の準備を進めたらよいか，また一旦入院しても症状が安定したら自宅に退院することも可能であることなどを伝えることによって，ほとんどの患者さんは「安心しました．聞いて良かった．」と言って帰られます．もちろん中には聞きたくないという方もあるので，そのときにはあまり詳しくお話せず，こんなときに入院しましょうということで終わります．

　ある外来でのエピソードをご紹介しましょう．

コラム3 「これからこんな風にしたらいいな」とイメージできました．
80代 男性 食道がん

体格の良い，しっかりとした足取りで診察室に入ってきた男性は話し始めました．

「高齢なので積極的治療はしない方向で主治医からお話がありましたが，できるだけのことはやってくれと頼んで，抗がん剤治療も放射線治療もしました．でも，もうできる治療はない．終末期の治療をどこで受けるか考えるようにいわれました．○△◇大学病院では，終末期の緩和ケアはしていない，今後はもうできる治療はないから，

訪問診療を受けて，在宅の診療で耐えられなくなったらホスピスに行くようにいわれました．『在宅診療で耐えられなくなる』とは痛くて苦しくて，やがて麻薬を打ったりするようになることだと理解しています．医師からは真夜中に苦しくなったら在宅医療では無理でしょう？ そのときのためにホスピスに相談に行くようにいわれました．

　ただ，私はこんな状態なのに訪問診療を受ける必要があるのか疑問に思うし，どうなったら在宅診療からホスピスにいくのか，大学病院の外科の主治医や，かかりつけ医とも話してみたがどうもかみ合わない．ただ，いろんな人から聞いた話を総合すると，ホスピスは入院したらじっと最期が来るのを待って死を迎える場所と理解しました．」

　よくある話です．これからどんなことが起こり得るのかについて知らされていない患者さんには，今後のことがまったくイメージができないのです．誰もが初めての経験です．病院からいわれるがままに動くしかありません．

　この方にじっくり時間をかけてお話をして，患者さんはこういって帰られました．
「今まで思っていたホスピスのイメージと全く変わりました．ようやくこれからの見通しが立ってきました．それならこんな風にしたらいいなとイメージできました．」

　このときお話したことをそのままご紹介します．

「この先，必ずしも痛みや苦しみが待っているわけではないんですよ．
　そんな苦しみが待っていると思うと，とても不安ですよね．
　大まかながんの自然な経過として，徐々に体力が落ちてきて，大学病院に通院することが難しくなり，次第に近所に出かけることや入浴も大変になって，ひとりで歩いてトイレに行くことも大変になります．この頃にだいたい時期を同じくして食欲も落ちてきます．
　でも，これらの症状はがんの人もがんでない人も同じように起こります．がんの人はこういう状態になるとそのあとの体力の低下が急に進んだように見えます．ですから，最期まで家で過ごしたいと思っている人でなければたいていこの時期に入院することをおすすめしています．それは，この先は排泄のお手伝いが必要になるからです．体格の大きいご主人を奥様が介助することも，仮におむつが必要になったときにそれを交換することは結構大変なことです．もちろんヘルパーさんがお手伝いしてくれるサービスもありますけど，そういう人が24時間いてくれるわけではありません．
　食べられなくなったときに，点滴をしてほしいと考える人もいれば，点滴などはしないでなるべく自然に過ごしたいという人もいます．私たちは患者さんの希望に沿って，点滴をすることもあればしないこともあります．ただ，点滴をする場合でも，たくさん栄養をいれたり，ある程度元気なときと同じ点滴を最期まで同じように続けると，むくみが強くなったり，痰が絡んできたりしてつらいことが増えてしまいます．そうならないように，体調に合わせて点滴も減量していくことをおすすめしています．
　痛みで困ったら，がんの治療をしながらでもこちらに通院して痛み止めを処方する

ことも可能です．仮に医療用の麻薬が必要なほどに痛みが強くなっても，うまく薬を使うことで今まで通りの生活を送ることができます．痛みを予防して今まで通り外出したり食事をしたり，もちろん会話を楽しんだりすることが可能です．うまく使えば，麻薬を始めたから命が終わりになるとかもうすぐ死んでしまうとか，眠ってばかりになるということはありません．ですから，体力があるうちは医療用の麻薬を使っていても自宅で生活することは十分可能です．

　これらに先立って，もしもがんが大きくなって食事が摂れなくなったら，そのときが入院のタイミングかもしれません．それでも自宅で過ごしたいのであれば，食べなくても栄養をしっかり供給できる高カロリーの点滴の準備をして退院していただくことも可能です．

　いろんなことを早め早めに予測して，さまざまな状況に対応できるよう薬を用意しておくので，急に苦しくなって夜中に緊急入院をしなければならないことはほとんどありません．電話でやりとりをしながら，救急車をよぶよりも早く痛みを取り除いたり，苦しいことを緩和できるように工夫します．

　そんな準備をしておくために，何か症状が出たら一度外来を受診してください．」

緩和ケアと認知症

緩和ケアと認知症

認知症のケアに緩和ケアが有効
- スウェーデンでは1990年代から認知症ケアに緩和ケアを取り入れている．
- 緩和ケアは苦痛に目を向ける．
- 認知症の人は多くの苦痛を抱えている．
- 軽度認知障害（MCI）から中等度アルツハイマー型認知症
  …スピリチュアルペインの理解と対応
- 重度以降のアルツハイマー型認知症
  …発熱や食べることにまつわる医療的対応
- 認知症への偏見や誤解がさらに苦痛を増す．
- 緩和ケアは非がん疾患にも応用され始めている．
  - 循環器・呼吸器疾患　●神経難病・ALS
  - 認知症

看取りの場面において
- がんの看取りの経験が認知症ケアに役立つ
- 本人にとって一番良いことは？　という視点
  …本人が「嫌なこと」「不快なこと」をしない
- 家族に迫られる多くの選択
  例えば　苦痛を伴う検査・延命治療・点滴
  …すべては苦痛の緩和を最優先に考える
- 認知症終末期のケア
  たとえ意思決定できなくても
  「本人にとっての幸せは何か」という問いに対して家族の気持ちの折り合いをつけるプロセスを共有する

スライド⑧

　「地域で最期まで安心して暮らせるために」というテーマで医療・介護を考えるとき，認知症のことを考えないわけにはいきません．2025年には認知症人口は700万人に達し，65歳以上の5人に1人が認知症になるといわれており，地域に認知症の人がいることは当

たり前になります．これまで自宅で介護が限界になり入院していた認知症の高齢者も，今までのようにすぐに入院することは難しくなることが予測され，それを見込んで高齢者向けの介護施設も増えていますが，介護施設や介護している家族だけではなく，地域全体で支える仕組みを考えていく必要があります．

認知症については誤解や偏見も多く，ひとくくりに認知症といっても，実はその原因となる疾患は 80 もあるといわれており，日本で多いとされているアルツハイマー型認知症とレビー小体型認知症ですら，症状が大きく異なることがまだまだ理解されていません．

そのようにわが国では，認知症の理解がまだ進まない状況ではありますが，緩和ケアは認知症のケアにも応用できると考えられており，例えばスウェーデンではすでに 1996 年から認知症の人へ質の高い，尊厳に満ちた人生を可能とするために認知症ケアに緩和ケアを取り入れて教育・啓蒙活動が行われています．

ホスピスの現場でも，高齢でがんと診断された人の中には認知症の方もたくさんいらっしゃいます．私たちは主に看取りが近づいたときの認知症の方とかかわることが多いのですが，認知症の人は何もわからないわけではなく，特に心地よい，快と感じることと，不快なことはたとえ言葉が十分に話せない状況であっても非常にわかりやすいです．この人にとって何が一番大切なのか？ という視点でかかわることは，認知症の人もがんの人も同じで緩和ケアの基本です．

人生の最終段階の身体機能の変化

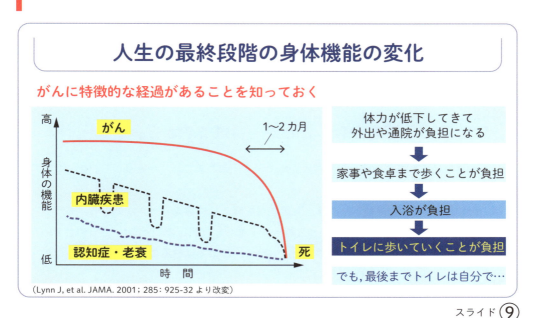

スライド⑨

私たちは，どんな病気で人生の最期のときを迎えるのかは選ぶことはできません．人生の最終段階にどんな療養をすることになるのかは，そのときの身体の状態が，がんの進行による変化が主体なのか，認知症や老衰による変化が主体なのか，あるいは他の病気なのかによっ

て経過が全く異なります．さらには，同じがんという病名がついているとしても，どんな症状がその人の生活に影響を及ぼしているかで経過も対応も異なります．

　スライド⑨からわかるように，認知症や老衰が主体の場合は数年単位でゆっくりと身体機能が低下していきます．一方で，がんの場合はぎりぎりまで身体機能が維持され，あるところを境に急速に身体機能が低下していきます．その後は1週間ごとに状態が変化していくことが多く特にトイレに歩いていくことが難しくなると，残された時間は短い月単位のことが多い印象があります．もちろんこれは非常に大まかな流れを示しているのでこの流れから外れる人はいます．ただ，私たちは援助者として，ある程度の見通しを知っていないと，特にがんの場合はいろいろなことが後手後手になってしまいます．最期まで病院に通院することは難しく，家の中で過ごすことが多くなり，当たり前にできていた食卓まで歩くことさえも，お風呂に入ることも，トイレに歩いていくことも徐々に負担になっていきます．その経過の中で，どこで療養したいかによって準備することは異なります．ある程度の準備をして予測していたことが起こっていくのと，すべてが行き当たりばったりで過ごすのとは大きな違いがあります．少なくとも，患者さんとご家族を支えていく立場の援助者は，ある程度の見通しを知ったうえで，患者さんの希望に沿って助言できるよう，心の準備ができていることがよいでしょう．

　自然な経過で死に至るときには，どんな病気でもだんだんと体力が低下して，食事が摂れなくなることは共通しています．そこに，それぞれの病態によってどんなことが影響しているかを評価するのが医師の役割であり，どんなケアができるのかを看護師を中心とした援助者からなるチームで一緒に考えます．そして，どんなに身体機能が低下しても，その人が大切にしたいことがあり，それを理解してくれる人がいてくれることは穏やかに過ごすための必要条件といってよいでしょう．

コラム4　「妻に心配をかけることが一番嫌ですから」 50代 男性

　「生きているうちにお会いできてよかったです．これまでありがとうございました．本当に感謝しています．」
　そういって握手を交わしたのは，突然痙攣を起こして意識レベルが低下し，もう二度とお話しはできないのではないかと誰もが心配した，翌日のことでした．「生きているうちに」という言葉は衝撃的でした．しかし，ここでは誠実にお応えしたかったのでとっさに私も自分の気持ちを伝えました．
　「いえいえ，こちらこそ．……私もKさんにお会いできてよかったです．いろいろなことを教えていただきました．ありがとうございます．」

　私たちは死を意識した患者さんからさまざまなことを学ぶ機会をいただいています．
　Kさんも，大切なことを考えさせてくださった心に残る患者さんのひとりです．

ある時，余命宣告されたときのことをこんな風にお話ししてくださいました．
「2月にあと半年のいのちだといわれたんです．そのつもりでいろいろな準備をしてきました．自分でダイヤを組んで，レールに乗っかったんです．レールは目的地に向かって走っているので，もういつ見送られてもいい状況なんです．今の時間がすごく苦痛なわけではありません．どう過ごしたいか？　そんなことは考えないようにしています．悟ろうと努めています．妻に心配をかけることが一番嫌ですから．」

そしてまだ，いのちの終わりまでにはもう少し余裕があったある日，Kさんがこんな風に切り出したのです．
「そろそろ妻に話そうと思うんです．先日先生からアドバイスしていただいたことを．」
「え？　何のお話でしたか？」
「ほら，ここを出るときに着たい洋服を妻に伝えておくといいと．あれはとても良いアドバイスでした．やはりサラリーマンですからスーツが良いですね．」
ちょっと驚きました．Kさんは今どんな気持ちでそうおっしゃっているのだろうか，もうそのときが近いと感じておっしゃっているのか，Kさんの顔を見つめながら，私は次の言葉を考えていました．

Kさんとは1カ月ほど前，まだ病状が落ち着いていたころに，残される奥様が困らないためにどんな準備ができるかということについて話し合ったことがありました．まず，お二人でどんな準備をしてこられたのかを聞くと，すでに葬儀の打ち合わせは済んでいる，家にある荷物の整理も始めているということでした．散骨はできるのかということも考えておられるようでした．このときに，私から奥様が困らないようにできることとしてお話したことが，最期のお洋服，つまり亡くなった後に病院から家に帰るときに着るお洋服のことでした．ホスピスでは，ご自分でそのときのお洋服を準備して来られる方もいますが，そうでない方には，特にお別れが近づいてきたころに，ご家族がお看取りの時にじっくりと患者さんのそばにいられるように，「今このようなお話をすることは，おつらいかもしれませんが，少し余裕があるうちに準備をされたいならこんなこともありますよ．」とご家族にお話しすることがあります．きっとKさんは，そう話し合ったあとに，奥様が困らないように考えられたのだと思いました．
「そうですね．もうそのときが間近だから，ということではなくて，Kさんの意思をきちんと伝えておきたいということであれば，今でもいいかもしれませんね．」
私はそう答えました．

もう体力がかなり落ちてきて，食事も摂れなくなったころ，こんなお話もされました．
「こんな風に少しずつ自分が弱っていくのを（妻が）見ておくことは大事だと思うんです．急激に何かが起こって苦しんで終わりになることは，妻のために避けたかった

んです．点滴も，この方法なら大した延命効果はないと聞きました．だから，今こうして，このちょっとの点滴をして，緩やかに soft landing を目指して進んでいることに精神的に落ち着いていられるんです．点滴というのは，血管の中に針を刺して生理食塩水を流して，それは延命だと思いこんでいました．だから点滴はしないと決めていました．そう引き伸ばされるのも困ると．でも，血管に針を刺すのではなくて，この皮下点滴という方法なら少しの水分補給程度で延命効果を期待するものではないのだと聞いてやることにしました．前の病院で点滴をするとかしないとかと話をしていたころは，やけくそになっている気分でした．でも，今はとても安心していられます．」

　この方は最期の時間の意味を，奥様がゆっくりとお別れの準備ができるための時間として考えた結果，このような心境になられたのだと感じました．一般の方には，こんなことを病院で話しているということが，ちょっと不思議な感じがするかもしれません．けれど，私たちは患者さんが話し合いたいといわれる話題には，その場から逃げずに誠実に向き合える存在でありたいと思っています．
　そしてあるとき，決して弱音を吐かなかったこの方がポツリとおっしゃいました．
　「もう疲れました．早く楽になりたいというのが本音です．こころもからだも両方です．すみません．弱音を吐いて……．」
　ちょうどそのころでした．穏やかに終わりを迎えたいと静かに語るご主人の傍らで，「嫌です！絶対に！」と，病状の悪化を認めることを拒み続けた奥さまが，ポツリとおっしゃったのは．
　「彼は，私のためにこんなにがんばってくれたんだと思います．私がひとりになる準備をする時間をくれたんだと思います．」

チームケア

　援助者として，自分に何ができるかを考えたとき，自分ひとりだけではできないこと，限られた状況の中ですべてを解決することはできないこと，解決できなくても力になれることがあることを援助者で共有することが大切です．そしてお互いの力を信じることができる仲間が本当の意味でのチームです．
　スライドは聖ヨハネホスピスで患者さんや家族のケアにあたっている職種を示しています．チーム全体で患者さんとご家族を一緒に支えているというイメージです．現場ではいろいろな職種が援助者として関わりますが，その役割は境界線をはっきりとは引かず，ゆるく相互が補い合う形が良いようです．
　患者さんの側から見たとき，例えばあることを主治医に相談したときに，主治医が専門ではないからと理解を示そうとせずに他の専門職に振り分けられてしまうのは悲しいもので

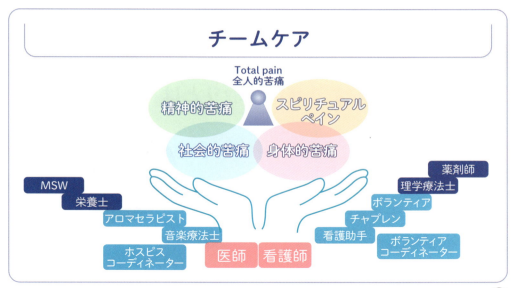

スライド⑩

す．じっくり話を聴いたうえで，それについて詳しい私たちのチームの信頼できるメンバーを紹介しましょうか？　と，あなた以外の人に聞いてほしいのかどうかということも確認したいところです．

　このようなチームが地域にあったらいいなと思っていたのですが，最近では，在宅の現場でもたくさんの職種が活躍するようになり，すでに日本中のあちこちで素晴らしいチームが誕生しています．これまで病院の中での仕事が主であった薬剤師，管理栄養士や理学療法士，言語聴覚士，作業療法士，さらには歯科医師，歯科衛生士など，多彩な職種が地域には存在します．緩和ケアは特別なことではなく，緩和ケアの考え方を理解しチームの一員としてケアにあたるというホスピスマインド[4]をもっていれば，ホスピスでなくとも緩和ケアは実践できます．お互いの専門領域を理解してゆるく相互に補い合えるチームが日本のあちこちにできることを期待します．

---

[4] **ホスピスマインド**　患者家族の苦痛からの解放を優先し，尊厳のもとにケアを提供しようとして働く人々の心のあり方．

より良い看取りとは

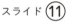

より良い看取りとは
- 自分らしく最期まで生きること
- 尊厳が保たれていること
- 苦しまないで最期を迎えられること
- 最期まで自分の意思で選択できること
- 自分の話をじっくり聞いてくれる人・わかってくれる人がいること
- そばで見ている家族が、安心してみていられること
- 子供も大切な家族の一員として参加できること
- 家族に「こんな風にできてよかった」と思えることがあること…

スライド ⑪

　さて，ここまで「看取りとは？」から始まり，人生の最終段階にどんなことを苦痛に感じるのか，そこにどんな人がいてくれることが望ましいのか，援助者としてどんなことを知っておいたら良いのかを皆さんにも考えていただきました．

　ここではさらに，「より良い看取り」を援助する前に，自分のこととして考えてみたいと思います．
　自分だったらそのときをどんな風に過ごしたいですか？
　何を大切にしてその時間を過ごすと思いますか？
　そして，援助者として「より良い看取り」とはどういうことだと思いますか？
　ここに示したのは，私が考えるより良い看取りです．正解はありません．ひとりひとりの患者さんにとってのより良いこの時間の過ごし方は，患者さんの中に答えがあります．援助者として，患者さんの中にある思いを引き出せる関係性を築きたいと思います．
　看取りの現場に子供を参加させることについてはさまざまな意見があります．おとなでさえ大切な家族がもうすぐいなくなることを受け止めきれない状況でいるのに，子供にはつらすぎていえないと考えることは当然のことかもしれません．しかしどうでしょうか．大好きなおじいちゃん，おばあちゃんがもうすぐ死んでしまうとわかっていたら，もっとこんな風にしたかったのにと思うのは子供もおとなも同じです．子供は，その年齢に応じて，死についてその子なりの理解ができるといわれています．大切な人を看取るという家族の話し合いの場に，子供を参加させることについて一緒に考えてみましょう．
　ここで子供が看取りに参加できたふたつのエピソードをご紹介します．

コラム5 「子供に伝えるということ」 40代男性　患者さんのご主人

「子供に伝えるのはちょっと残酷かもしれないと思って，最初はきちんと話せなかったんです．夫婦だけで話し合って隠していました．最初は『治った』と話しました．でも，それではいけないと思って．」

そう話してくれたのはがんと診断された40代の女性のご主人でした．女性は，初めて外来を受診したときにいいました．

「子供には少しずつ自分の死への準備をしてほしいと思ったので，1年前に病気のことを話しました．今大切にしたいことは，週末に家族で食卓を囲む時間です．それが今の自分の支えです．」

そして今，女性はいつ終わりが来てもおかしくない時間を生きていますが，子供に病気のことを話す前のことを振り返って，あの頃子供にどう伝えるかということについて本当に悩みましたと打ち明けてくれました．ご主人は続けます．

「ある日突然，もうすぐ死ぬかもしれないといわれたらパニックになるだろうと思いました．それで，二人で話し合って，病名を伝えました．最近はテレビでも有名人ががんになったと報道するし，そのあと亡くなったと報道されますから，子供も治らない病気，他の人よりも早く死んでしまう病気だということがわかったと思います．2回目に入院したときには，もう帰ってこれないかもしれないと話しました．

妻の方は，自分の病気のことで子供たちの生活のリズムを乱してほしくないと考えていました．だから，学校にも今まで通り行かせて，毎朝ちゃんとお弁当を作って送り出しました．部活もいつも通りに行ってほしかったし，日曜日には試合に行ってほしかったし，友達との時間ももって，生活のリズムを崩さないこと，それが妻の希望でした．そしてその通りに過ごしてきました．

最期はホスピスと決めていたけど，なるべく家にいたかったんです．まだまだ家でやらなきゃいけないことがありました．とても我慢強くて，その様子を子供たちは見ていました．1年前に病気のことを子供に伝えて，少しずつ具合が悪くなる様子を見て，だんだんと子供たちも気持ちの準備ができていたと思います．早く伝えていたから，ゆっくりと覚悟ができていったように思います．

そして今，ホスピスに入院してからはほぼ24時間付き添って，母親の世話をしながら濃密な時間をもたせてもらっています．2カ月ほど前からもう今週終わりが来るかもしれないといわれながら過ごしてきました．いつそのときが来ても悔いはないという気持ちで子供たちも接していると思います．母親が少し自分たちに用事をいってくれることが喜びでもあります．この時間をもったことの意味は，あると思います．」

そして，この女性が退院する日，小学生の男の子は「良かった」ということばを探していいました．

「最期にみんなで見守れて良かった．家に帰りたいといっていたから，生きているうちは無理だったけど，連れて帰れるので，良かった．」

コラム6　Yちゃんに本当はパパから伝えたかった大切なこと　40代男性　肺がん

　　Yちゃんは10歳の女の子．ホスピスに入院してきたお父さんは，自分の言葉でYちゃんに病気のことを伝えようと考えていました．入院するまでは．

　　でも，入院したときには，がんのためにしばしば呼吸困難をきたして，十分に症状を和らげる薬を使っていても，苦しい苦しいといっては薬で眠らないといられない状態でした．少し眠ると，目が覚めたあとにまた楽に過ごせる時間がもてました．

　　Yちゃんとお母さんは夕方に面会に来ますが，お父さんが苦しくない状態のときだけ見ていると，とてももうすぐお別れになるとは思えませんでした．お母さんには，「呼吸が苦しくて，時々眠らないといられない状態です．いつ，この苦しい状態がずっと続くようになって，繰り返し眠らないとつらい状態になるかわかりません．そういう状態になるとお別れのときまで数日です．」とお話してありました．

　　ある日，Yちゃんとお母さんと3人で過ごしていたとき，お父さんは呼吸が苦しくなってしまいました．いつものように少し眠らせてほしいといわれます．

　　「このときを逃してはいけない」と思い，お父さんとお母さんに問いかけました．

　　「Yちゃんに，お父さんの病気のことを少しお話してみませんか？」

　　お母さんはお父さんに聞きました．「いい？」と．

　　お父さんは「自分で病気のことを伝えようと思っていたけど，もう話すことも辛くなってきました．先生からお願いします．」といいました．

　　「……Yちゃん．お父さんは，病気のせいで呼吸が苦しくなってしまうの．このままだと，苦しくて苦しくて仕方がないから，少しだけお薬を使って，眠ることができるの．そうするとね，お父さんは苦しいことを忘れて眠って過ごすことができるんだよ．ただね，その間，Yちゃんともお母さんともお話ができないでしょ？だから，起きているときはお父さんとお話ができる大切な時間だからね．お父さんといっぱいお話してね．……」

　　この後，お父さんは，少しだけ苦しい時間を我慢してYちゃんとお母さんとお話する時間をもち，そのあとで少しだけ眠ることになりました．

　　「お父さんの隣で一緒に寝てもいいんだよ．」

　　そう声をかけると，Yちゃんは嬉しそうに，お父さんのそばに添い寝をするように，ベッドに横たわりました．ちゃんとお父さんに使っているモルヒネの器械を気遣いながら．

　　次の日は土曜日．Yちゃんとお母さんはこの週末，お父さんと過ごす時間をたくさんもちました．Yちゃんはお父さんのために何かしたいという気持ちをからだいっぱいに表現していました．病室のドアにはお父さんの部屋だということがわかるように，絵を描いた紙にお父さんの名前を書きました．お父さんを激励する言葉を添えたメッセ

ージカードをお部屋の壁に貼りました．お父さんの似顔絵も書いて枕元に飾りました．
　数日後，お父さんの容態は急変しました．呼吸状態が急に悪くなり，お母さんは家においてきたYちゃんを迎えに行く暇もなく，お父さんの呼吸がもうすぐにも止まりそうな状態になってしまっています．すぐにYちゃんがいつももっている携帯電話に電話をかけて，お父さんはもうすぐ息が止まってしまいそうだということを伝えました．
　「……Yちゃん，お父さんはもうすぐ息が止まってしまいそうなの．でもね，今は深い眠りに入っているから，この前みたいに苦しいわけじゃないんだよ．お父さん，お返事はできないけど，Yちゃんの声は聞こえているから，Yちゃんお話してあげてくれる？　Yちゃんの声，聞こえてるから．Yちゃんがこの前先生に話してくれた学校でのこととか，お父さんに教えてあげて……」

　Yちゃんはずっとお父さんに語りかけていました．
　「あのね，今日ね．学校でね……」
　Yちゃんは，自宅に迎えに来たタクシーにひとりで乗るまで，ずっとお話していました．

　お父さんは，本当に死んでしまいました．病室に到着したYちゃんにもそのことはちゃんとわかりました．Yちゃんの到着を待って最期の診察をしました．そして，体をきれいに拭いて，お母さんが用意してくれたお洋服に着替えたお父さんはベッドに横になっています．その横にYちゃんも．数日前にしていたように，お父さんの横にYちゃんが添い寝しています．お父さんへの愛おしい気持ちがそこにあふれています．Yちゃんの小さな腕には，お父さんの大きな腕時計がありました．お父さんにもらったんだと，嬉しそうでした．
　「Yちゃんね，お父さんといっぱいお話したよ．先生がね，お話してねっていってくれたから，ぎりぎりセーフだったよ．」

グループワーク〜導入講座のふり返り・認知症の例

「〈暮らしの中の看取り〉準備講座」ではこのあとグループワークを行います．8名前後のグループで一般市民と専門職が一緒に話し合います．各グループには1名ずつのファシリテーター（グループの話し合いの中で，参加者の意見を引き出す役割））を配置して，できるだけ全員からの意見を引き出します．このときに参加者から実際に出された意見をあげてみます．

❶今の導入講座を聞いて気づいたことや感想，疑問に思ったことを発表してみましょう．
- 看取りのことは今から考えておく方が良いなと思った．
- 看取りもイメージがいろいろとあることがわかった．
- 自分の最期は，家族に良い人生だったと思ってもらえるように迎えたい．
- 自分の父親は，私に人生のお手本を見せてくれたのだなと改めて気づいた．
- 看取りは在宅が良いのではないかと思うけど，何を備えられるのか？
- ホスピスはガンやエイズの患者しか入院できないが，ホスピスマインドは地域での在宅ケアにも応用可能であることがわかった．
- わかってくれる人がいることが，その人にとってとっても大事なのだと知った．
- 子供なりに人が亡くなるということは理解できるし，体験することはその子のその後の人生にとって大切であるということを知った．

❷次に，「認知症のAさん」または「胃がんのEさん」のいずれかをグループで選択して事例検討を行います．自分がその本人だったら，どんなことがつらいと感じるのか，どんな人がそばにいてくれると安心なのかを話し合ってみましょう．

●本人（Aさん）にとってつらいこと
- 自分のことができなくなることやわからないことが増えていくことが不安
- 周りが認知症扱いすること
- 周りに認知症であることを知られること
- 自分の役割がなくなること
- 話を聞いてもらえないこと・責められること
- 自分はこの先どうなるのかがわからないこと

●本人（Aさん）はどんな人にいてほしいか？
- ありのままの自分を認めてくれる人
- 大丈夫，と隣で手を握ってくれる人

- 話を聞いてくれる人
- 優しく接してくれる人
- 不安を和らげてくれる人

● ご主人（Bさん）にとってつらいこと
- 今まで元気だった妻がこんな状態になったこと
- 妻が認知症だと認めたくない
- 以前の妻ではなくなり悲しい
- 妻がいろいろなことができなくなったことが悲しい
- 今まで家の中のことは妻がやっていたので，どうしたらよいかわからない
- 将来への不安
- 自分に何ができるのかわからない

● ご主人（Bさん）はどんな人にいてほしいか？
- 適切にアドバイスをしてくれる専門家
- 一緒に支援してくれる人
- 現実的に家事を手伝ってくれる人
- 自分が何をすべきかを教えてくれる人
- デイサービスなど食事や入浴を手伝ってくれる場所
- 同じ境遇の人
- 自分の苦しみをわかってくれる人

　グループワークでは，「自分だったら」という視点で考えようとしてもどうしても介護者の視点になりがちです．ファシリテーターには，なるべくこの点を意識しながら「あなたが本人だったらどう思いますか？」と，参加者の発言を促していただきました．

　初めのうちは「国が早く制度を整えてくれなければ」などと受けられるサービスの拡大を期待する意見や現状への批判的な意見，介護者の視点での発言が多くあがっていたのですが，話し合いを進めるうちに，だんだんと「自分たちがご近所さんと普段からしっかり声をかけあっていくことが大切だと思う」というように日頃のコミュニケーションの重要性に気づき，参加者の意識が変化していく様子は非常に興味深いものでした．

胃がんのEさんの例 ➡ こちらのグループワークは第2章　ステップアップ講座＜1＞の冒頭で紹介

認知症のAさん　80代女性　資料1

家族構成

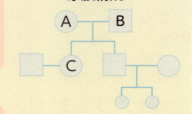

X年　物忘れが多くなったことに家族が気づく
　　　長女Cが父親Bに母Aを病院に連れて行くよう話すが
　　　父親Bが「まだ大丈夫だ」と様子をみる．

↓

2年後　心療内科に受診し軽度認知症の診断
　　　　アルツハイマー型認知症治療薬を処方された

A：
- 道に迷う
- お金の勘定が難しい
- 料理ができない・火の不始末
- 薬を飲み忘れる

B：
- 介護保険申請に難色を示す
- 妻の病気を認めたくない
- 目が離せないが無理をする
　→ 心身ともに疲労

↓

3年後　**介護保険申請　要介護2**
　　　　ケアマネージャーが訪問するが…

A：
- 「私はどこも悪くない」
- ヘルパーが訪問すると台所に他の女性がいることに強い嫌悪感を示す

> Aさん，Bさんはどんなことがつらいと感じている？
> どんな人がいてくれると助かる？

4年後　**デイサービス**通所

A：
- 更衣ができない
- 外出して一晩帰ってこない
- 尿・便失禁

B：
- デイサービスの間休めるので一時元気になったが目の離せない状況に疲弊

6年後　**グループホーム**入所

A：
- ADLの低下・歩行困難・車いす
- 食事の量が減ってきた
- むせることが多くなった

> ここで何が問題になるか？
> Aさんの立場・家族の立場で考えてみましょう

[入院]　　　　　　　　　　　　[在宅]

図1-3　認知症のAさんの例

第2章 ステップアップ講座〈1〉

最期まで輝いて暮らすためにもっと知ろう！〈がんのこと〉

末期がんでも安心して地域で暮らすために地域のリソースを知る

　導入講座で看取りについてじっくりと考え，グループワークで議論を重ねるうちに，具体的なサービスのことを知りたいと考える人たちが増えてきました．

　そこで，ステップアップ講座〈1〉では「がんのこと」を詳しく学び，実際にがんでも地域で安心して暮らすためにはどんなことを知っていればよいのか，また地域にはどんなリソースがあるのかを学ぶことにしました．

グループワーク〜がんの例

　まず最初にグループワークを行います．グループには一般市民も含めて8名の参加者とファシリテーターを1名配置しました．

　胃がんのEさんに対して，援助者としてどうしたら良いのか？ということを考える前に，まずは自分がEさんだったら？という視点で考えてみましょう．そして，そのうえでどんなことが問題になるのかをグループで話し合ってみましょう．

【つらいと思うこと】
- 痛かったらいやだな．……痛いと仕事ができない．痛いと食事もできない．
- 働き盛りなのに仕事ができないことがつらい．
- 医療費がどれくらいかかってしまうのか心配．
- 自分の死後，家族の生活はどうなるのか．
- 病気はこの先どうなるのか不安．
- 弱った自分の姿は人に見せたくない．
- 限られた時間を充実して過ごしたいけど，そのためにはどうしたらいいのか？
- 死ぬのはこわい．

【もっと知りたいこと】
- どこで過ごせるのか？　どんな選択肢があるの？
- どんなサポートを受けることができるのか？
- まず，どこに相談に行ったらよいのか？
- どんな制度が利用できるのか？
- 家で過ごすとしたらどんな医療が受けられるのか？
- 家で過ごしていて，何かあったときにはどうしたらいいのか？

胃がんのEさん　50代男性　資料2

X年4月　体重減少、易疲労感があり精密検査の結果
胃がん・肝転移と診断された
手術はできないといわれ抗がん剤治療開始

家族構成

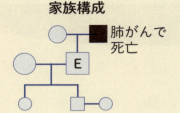
肺がんで死亡

X年10月　肝転移が増大し、抗がん剤はこれ以上の効果は期待できないといわれ中止
体力が低下し仕事も休みがちになってきた

> Eさんはどんなことをつらいと感じる？
> どんな人がいてくれると安心？　助かる？
>
> 1.
> 2.
> 3.
> 4.
> 5.

X年12月　さらに体力が低下し通院が難しくなり、訪問診療が開始された
腹痛があり医療用麻薬が開始され、痛みは消失したが
X＋1年1月　食事はほとんど摂れなくなり、内服が大変になってきた
何とか歩いてトイレに行けるが足がむくんでいて大変な状態

>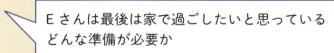
> Eさんは最後は家で過ごしたいと思っている
> どんな準備が必要か
>
> 1.　　　　　2.
> 3.　　　　　4.
> 5.　　　　　6.
> 7.　　　　　8.

図2-1 胃がんのEさんの例

「自分だったら……」と，考えてみましょう

1. あなたはどこで過ごしたいですか？ 家，これまで通った病院，ホスピス，その他に選択はあるの？

> 「家にいたいけど無理です．」
> 「入院していたいです．」
> 「最期はホスピスと考えています．でも，まだ入りたくない……
> ホスピスに入ったら，ただ死を待つだけのような気がして……」

「家にいたいけど，無理です．」
　そう思う人は，なぜ無理だと思っているのでしょうか．
　家で療養する場合でも，さまざまな職種のサポートを受けることが可能です．何より訪問看護師や訪問診療医に 24 時間連絡が取れることを知ると患者さんの気持ちも変化するかもしれません．
「入院したいです．」
　そういう人は，なぜ入院したいのでしょうか．現実に，自宅にいることへの不安があるとしたら，それはどんなことなのでしょうか．もう一歩踏み込んで聞いてみましょう．
　もし入院したら患者さんは何を希望しているでしょうか？
　食べられないから点滴でしょうか？
　食べられるようになることでしょうか？
　援助者としてあなたはどう考えますか？
　点滴を行う場合のメリットとデメリットを患者さんやご家族が安心できるようにお話しできるでしょうか？

「最期はホスピスと考えています．でも，まだ入りたくない…ホスピスに入ったら，ただ死を待つだけのような気がして…」
　そう感じている人は実はたくさんいますし，医療者の中にもそう考えている人がいます．そう考えている人に，次のように会話を続けてみましょう．
「ホスピスは，限られた状況の中でもあなたがこんな風に過ごしたいという希望を，どうしたら実現できるのかを一緒に考えてくれるところです．それが実現できるように苦痛を緩和する方法を考え，具体的な方法もスタッフが知恵を絞って提案してくれます．治らないから何もしないのではなく，治らなくても，よりよく生きるためにできることはたくさんあります．その提案のひとつひとつを選択するのはあなたでありご家族です．無理に勧めることもありません．ただ死を待つところではなく，ホスピスはそのときまでをよりよく生きるための場所です．」

2. あなたはどのように過ごしたいですか？

　　最期まで治療したい？
　　痛みやつらいことがなく自分らしく？

　どんな状態になっても，最期までがんを治すための治療をしたい，治療をすることで希望をもっていたいという人がいます．そのときにはその気持ちを大切にしましょう．
　一方で，もう十分に闘ってきたので，痛いことやつらいことがないようにするための治療を受けながらゆっくりと過ごしたいという人もいます．
　「自分らしく過ごす」とよくいわれますが「自分らしく」とはどんな過ごし方なのでしょうか？　この状況にある人は，どんなことを大切にしたいと思うのでしょうか？
　ここで，みなさんで意見を出し合ってみるとわかりますが，この時期に大切にしたいことは，実にひとりひとり違っています．

3. 心配なことは何でしょうか？

　　いつでも，どこでも，望んだ場所で療養できるのか？
　　望んだ場所で安心して過ごすためにはどんな準備が必要なのか？
　　誰に相談したらいいのか？

　いつでも，どこでも，望んだ場所で療養することができるのでしょうか？
　厚労省の調査によると，余命が半年以下と告げられた場合にどこで療養したいかという質問を一般の人 2527 人にしたところ，「自宅」と答えた人が 63% いました．しかし，いよいよ病状が進んできたとき，最後はどこで過ごしたいか？と聞かれると「自宅」と答えたのはわずか 11% で，多くは「緩和ケア病棟（ホスピス）」，「今まで通った病院」と，希望の療養場所が変わる人が多いことがわかっています．また，別の調査では「終末期に自宅療養を希望」する人は 63.3% いる一方で，66.2% の人が「自宅で最期まで療養するのは実現困難」だと答えています．つまり最期は自宅にいたいけどそれは無理だと思う人が多いということになります．
　いつでも，望んだ場所で療養できたらよいのですが，これから 2025 年に向けてそれはますます難しくなるでしょう．ホスピスが 2016 年 12 月現在，日本に 6000 床あまりありますが，ホスピスで亡くなる人は年間にがんで亡くなる 30 万人余りのほんの一部に過ぎません．ホスピスは入院したいと思ってもなかなか入れないとよくいわれます．確かに，ホスピスの数は限られているので，その利用の仕方を工夫すると良いと思います．つらい症状があっても，一度入院してうまく薬で症状を抑えることができたら，その後安心して自宅で過ごすことができます．このようにホスピスを退院して自宅で療養することも希望するのであれば，自宅に訪問診療してくれる医師を探しておくことも必要です．

あるいは，体力が低下して排泄に人の手を借りなければならなくなったときには介護してくれる人がいないので入院したい，そのときに是非ホスピスにという方もあります．この場合は，急速な身体機能の低下を見据えて，早めにホスピスを探して入院手続きを進められる準備をしておくことが求められます．

　ただ，最近はホスピスのあり方が変化してきているため，ホスピスによってこのあたりの考え方はかなり違いがあるので，ここに書いたような入院を受け入れてくれるホスピスなのかどうかを事前に相談しておく必要があります．かなり地域差が大きいことを援助者は知っておく必要があります．

　援助者として，もしホスピスに確認をするのであれば，
❶入院期間はどれくらいまで可能なのか？
❷入院までどのような手続きが必要なのか？
❸緊急入院の受け入れは可能なのか？
❹退院したら，誰がそのあと診てくれるのか？
❺在宅で最期まで診てくれる先生を紹介してもらうことはできるのか？
などを確認するとよいでしょう．

　訪問診療医が自宅での看取りまでを責任もって担当してくれることが望ましいのですが，なかには医療用麻薬の使用や緩和ケアに慣れていないという医師もいるので訪問診療医を探すときにはその点の確認が必要です．特に医療用麻薬は必要時にすぐに開始できるよう，担当する医師が使い慣れていることが望ましいです．

　逆に，訪問診療医側が看取りまでは難しいという場合があります．その場合はどの段階で入院を考えるのか，家族とよく話し合っておく必要がありますが，これから先，おそらくそのような患者さんがすべて病院に入院することは困難な時代がやってきます．ある程度の見通しを伝え，苦痛さえ緩和できれば，落ち着いてみていけることも多いので，地域全体で看取りを担当する訪問診療医と協力し合いながら，自宅や施設（病院ではない場所）での看取りができる体制を整えていく必要があります．

在宅看取りが実現困難だと考える理由①

在宅看取りが実現困難だと考える理由①
（厚生労働省　平成20年終末医療に関する調査）

- 介護してくれる家族に負担がかかる ……… 79.5%
- 急変時の対応が不安 ……………………… 54.1%
- 経済的負担が大きい ……………………… 33.1%
- 往診医がいない …………………………… 31.3%

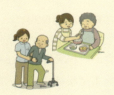

表2-1　在宅看取りが実現困難だと考える理由①

では，実現困難だと思う理由は何でしょうか．

最も多いのは介護する家族に負担がかかるというものでした．その具体的な内容はこのあとご紹介しましょう．

次に多いのは急変時の対応が不安ということです．しかし，ここでいう急変とはなんでしょうか？ 実は「急変」の内容は，患者さんと医師の間の認識にギャップがあることがしばしばあります．患者さんは，食欲がなくなることも，発熱することも急変と捉えていることがあります．もしかしたら医師の中にもそう考えている人がいるかも知れません．この急変については，このあとのスライド⑫（→p.42）で見ていきましょう．

経済的な負担が多いのではないかと考えている人も多いようですが，実際にどれくらいの費用がかかるのかは，どのサービスを受けるかによって，そして世帯収入や年齢，加入している保険によっても違うのでケアマネージャーにまずは相談してみましょう．

往診医がいないことを理由にあげる人も多いです．最近は「在宅医療」「訪問診療」などという言葉で表現されますが，以前に比べると在宅療養を支える環境は整ってきています．地域に自宅に訪問して診療してくれる医師がいるのかどうかは，インターネットや地域包括支援センター，訪問看護ステーション，地域の医師会などいろいろなところで情報を入手することが可能です．

在宅看取りが実現困難だと考える理由②
～本人の気持ちと家族の気持ち～

在宅看取りが実現困難だと考える理由② ～本人の気持ちと家族の気持ち～

* 「入院していたいです．家族に迷惑をかけるから．」
* 「家に帰りたいけど，無理です．」

- 家族の気持ちは？
- 介護のやりがいは？
- 介護することの意味は？
- 介護の期間，見通しは？
  - がん末期　1～2カ月
  - 認知症　　10年弱
- 医療・介護体制の理解は？

表2-2　在宅看取りが実現困難だと考える理由② ～本人の気持ちと家族の気持ち～

家族の介護負担を理由に在宅療養が困難だと考える人はいます．自分の介護のために家族に仕事を休ませなければならない，自分の排泄の世話を家族にさせるのは申し訳ない，そう考える人も多いです．実際に身体機能が低下してくると入浴や排泄の介助など家族の介護負担が増えますが，そのときに利用できるサービスもあります．入浴が大変になったときには，訪問看護師が入浴の介助をしてくれますし，訪問入浴サービスでは自宅のリビングに簡易的

なバスタブを設置して入浴の介助をしてくれます．トイレに行くこともできなくなるとポータブルトイレを使用するためレンタルも可能ですが，オムツを使用するのかということも問題になります．迷惑をかけないように，あるいは歩いて辛くなるのならその方が良いとオムツを希望する人もいますが，排泄の問題は尊厳にかかわることで，オムツを交換してもらうとか，排泄の世話を人に委ねるということがどんなにつらいことなのかを援助者は配慮する必要があります．

　一方で「家族の気持ち」はどうでしょうか．家族は，患者の不安とは反対に介護をしたいと考えていることもよくあります．実際に介護をしている人は，介護することの苦労も抱えながら，一方で「介護のやりがい」も感じています．「介護することの意味」は，残される家族にとって悲嘆からの回復に役立つものです．自分としてできることはやったのだと思えることがあるのとないのとでは大きな違いがあります．

　もし，「介護の期間」がある程度限られていたり，この先の「見通し」が少しわかればもう少し気楽に介護をすることを決断できたりしないでしょうか．そのためにも，援助者は見通しをある程度患者，家族に示したいものです．正確に予測することが大切なのではなく，この先起こり得ることをある程度示したうえで，その経過の中のどの時期にどんな療養をするか，介護をするかということを一緒に考えることができたら良いと思います．

　自宅での介護は始めたら最後までと考えている人が実に多いのですが，療養中のこの部分だけ，たとえば体力が低下してきて食事が摂れなくなったころから入院するまで，という風に期間限定で考えることもできます．がんであればこの期間は多くの場合短い月の単位です．認知症や高齢者の老衰の場合にはこの期間が長い月から年の単位になります．

　がんで入院している場合に仕事を休んで付き添うときも，まだコミュニケーションが十分に取れる段階で，体力が低下してきてトイレに行くことも大変になったころに，日にちを区切って付き添う方が，亡くなる直前に付き添うより，むしろ患者さんにとっては心強いかもしれません．

在宅療養を支える職種

　在宅療養を支える職種はここにあげるように多くの職種の人たちがいます．ここ10年で在宅を訪問する職種が増えてきました．しかし，在宅ではこれらの職種が病院で果たしている役割とは別の役割も担っており，病院の中の考え方をそのままもち続けるとうまくいきません．

　例えば体力を保つためにこれだけの栄養を摂らなければならないという考えで管理栄養士が自宅を訪問すると，身体機能が低下してきている患者さんは，栄養を摂るために食事を強いられることがとても負担になってきたり，あるいはただ安全に食べられるようにとミキサーにかけられた形がないものを勧められることがとても苦痛になったりします．場合によっては，治るためではない，楽しむための指導が求められるのです．

　これだけの職種が在宅を支えても，自宅で生活をしていくにはまだまだ課題があります．

在宅療養を支える職種

- 在宅医・訪問診療医…医師・歯科医師
- 介護支援専門員（ケアマネージャー）
- 訪問看護師（訪問看護ステーション）
- 薬剤師　→ 訪問薬剤指導・自宅で行う点滴や薬剤の配達
- 理学療法士・作業療法士・言語聴覚士　→ 訪問リハビリ・嚥下評価
- 介護福祉士・ヘルパー
    - ・身体介護（入浴・更衣・おむつ交換）
    - ・生活援助（掃除・洗濯・買物・食事作り，薬の受取など）…同居者がいるとできない
- 訪問入浴業者
- 訪問栄養士
- 地域ボランティア・NPO・インフォーマルサービス　など

（特別食なら同居者がいても可能）
（この部分が地域を支える）

表 2-3　在宅療養を支える職種

　例えば，同居する家族がいる場合にはできないといわれている「生活援助」は，実際にはそれがないと生活できない人もいます．

　医療保険や介護保険をフルに活用したとしても，本当に最期まで地域で暮らしていくには，その隙間を埋める役割の人が必要です．地域のボランティアやNPO法人などが担っていることもありますが，誰にも頼めず家族が必死になって支えている人もたくさんいます．こうした医療，介護保険でまかなえない部分を埋めるインフォーマルサービスがどれくらい整っているのかということが，地域での療養を左右するといっても過言ではありません．

　ではそれは，具体的に何なのか？　そのニーズをキャッチすることが必要です．そして，インフォーマルサービスをボランティアとしてではなくシステム化することが求められています．

　「はつかいち暮らしと看取りのサポーター」はまだまだ始まったばかりですが，一般市民と専門職が一緒になって，インフォーマルサービスとして地域でできることを考えています．例えば，「食べられない」と思われている人を観て，どうやったら食べられるのかを見つけだすために摂食嚥下障害や食支援について学んだり，また，地域の誰もが苦しむ人の話しを聴くことができるようになるために「聴く力」を養い，ディグニティセラピーを実践してみるなどの学習会を始めています．これについてはこのあと，ステップアップ講座〈3〉，〈4〉でご紹介します．

在宅療養を支える制度

> **在宅療養を支える制度**
>
> - 医療保険：訪問診療や訪問看護など　必要な医療は受けられる
>   - 高額療養費制度：医療費支払いの自己負担を軽減
> - 介護保険：要介護認定を受ければ利用できる
>   - 要介護度に応じて上限がある
>   - 65歳以上
>   - がん末期の場合　40歳以上
> - 社会福祉
>   - 障害年金
>   - 身体障害者手帳の交付：人工肛門，人工膀胱，喉頭全摘後などで申請可能
>
> **介護する人のために**
> - 介護休業制度：最大3カ月・会社は休業扱い・介護休業給付金※
> - 介護休暇制度：年間5日以内　※ただし条件を満たした場合・ハローワークに申請要

表2-4　在宅療養を支える制度

　在宅療養を支える制度には，医療保険，介護保険，社会福祉制度があります．

　医療保険を利用すれば，必要な医療は基本的にすべて受けられます．昔に比べて在宅で実施できる検査も増えてきました．ただ，ここで考えたいことは，病院と同じ医療を在宅に求めるというよりは，より良い生活をするために必要な環境を整えていくために何をするかという視点です．

　介護保険は要介護度に応じて利用できるサービスの上限があります．私たちは介護保険料を40歳から支払っていますが，実際に利用できるのは65歳以上です．ただし，指定された疾患の場合は40歳から利用できますし，がんの場合は「がん末期」に限り40歳からの利用が可能です．この診断名には抵抗があるかもしれませんが，正確ながん末期の診断というのは難しいもので，日常生活に援助が必要になったときががん末期と考えても良いのではないかと筆者は考えています．逆に30代以下の方が在宅で療養する時は，介護保険が利用できないために援助者とつながっていないことがあるので注意が必要です．とてもつらい状況なのに，病院からの情報のみで緩和ケアにつながっていない人がいます．30代以下のがんの方を担当した援助者の方は，複数の医療機関からの情報を入手できるよう配慮することをお勧めします．

　人工肛門や人工膀胱の造設，喉頭全摘を受けた人は，身体障害者手帳の交付対象となり，いろいろな助成を受けることができます．

　介護休業制度はあまり知られていませんが，この制度があれば介護を前向きに考えられる人がもっといるのではないかと思います．一定の条件がありますが，最大3カ月まで介護

休業給付金を受けとることができます．「介護を始めたら最期まで」と考える必要はなく一定期間だけでも介護をすることは，介護したいと考えている家族にとってそのあと生きていく支えになります．良かったと思えることがひとつでもあることが大切なのです．

在宅看取りが実現困難だと考える理由③
～急変時の対応への不安～

「何かあったら病院に行く」ではなく
在宅でもできること・できないことを知る

- 医師の指示のもと　患者・家族が対応できること
  - 痛いとき ― 今まで使用していた薬・または坐薬を用意
  - 呼吸が苦しいとき ― 抗不安薬 or モルヒネ速放性製剤
- 緊急で入院が必要なこと（本当の意味の急変）
  - 出血 → まずは出血した部位を圧迫してホスピスに連絡してください．
  - 激しい腹痛（腸管穿孔・肝破裂など） → 求められるのは苦痛の緩和
  - 呼吸困難
    - 症状が増えてきたとき
    - 安静時にも症状が出はじめたとき → 「今後予測される苦痛に対応できるよう そろそろ入院しましょう」

スライド⑫

　自宅療養中に急変したらどうしようと不安を感じる人は多いです．退院するときに医師から「何かあったら病院に来てください．」といってもらえるととても心強く感じるでしょう．しかし，ここでいう「何かあったら」とは何を意味しているでしょうか．

　患者さんは，熱が出たら，食事が食べられなくなったら，痛くなったら，体力が低下して動けなくなったら，と捉えているかもしれません．これは，医師が考える「何かあったら」とは違っている可能性があります．また，体力が低下してきたときに何かあるたびに車に乗って病院に行き，診察室で待つということはとても負担の大きいことです．

　病院との間で，自宅で対処できることと，必ず病院に来てほしいことが共有できていたり，相談できる訪問診療医が確保できていたら，病院の救急対応も必要最小限ですむようになります．

　たとえば，がんによる痛みがあって鎮痛剤を内服している人は，痛いからと救急外来に行くよりは処方されているレスキュー[※1]を内服する方がはるかに早く楽になります．呼吸困難の場合も同様です．筆者は外来通院中の患者さんで肺がんや肺転移があって呼吸困難が予測される場合には，そのときに備えて少量のモルヒネ[※2]と抗不安薬[※3]を処方しておきます．そして，呼吸が苦しいときにまずは処方した薬を内服してみて効果を確認します．「救急車を呼んで病院に行くよりも早く楽になります．」と患者さんにはお伝えしています．そして

呼吸困難を繰り返すようになった場合，あるいは安静時も呼吸困難が起こるようになった場合は入院をそろそろ考えましょうとお話ししておきます．もちろん在宅で対応できないわけではありませんがその場合は，呼吸困難を緩和してくれる訪問診療医がいることが必須です．

用意しておいた薬を内服しても症状が緩和しない場合や，発熱や痰が増えているなど，他の原因が考えられる場合には受診を勧めます．

一方，乳がんやリンパ節の転移など体表の見えるところから出血した時と激しい腹痛の時は緊急で入院した方が良いですからすぐに電話をくださいとお伝えしています．出血は体表部であれば圧迫すれば必ず止まりますが，患者さん，家族にとってはとても不安なことです．出血部位を小さなハンカチで圧迫したまま落ち着いて来院するよう伝えます．

激しい腹痛は特に腸閉塞の方の腸管が破れてしまった場合や肝転移が一部破れてしまった場合に起こることがあります．この場合は入院してもらいますが，ここで大切なことは検査をして原因を調べるということよりもまず激しい痛みを取り除くことです．

その他の予期せぬことがあればいつでも連絡が取れる体制にしておきます．

急変は患者の30％くらいに生じると考えられていますが，「医師が患者が亡くなったことに驚いた」ことを急変の定義とすると，急変による死亡は約10％であったと報告されています（森田達也，他著．死亡直前と看取りのエビデンス．東京：医学書院；2015. p.17）．つまり，全く医師が予測しないことで患者が亡くなることは10％程度ということです．

※1 **レスキュー** 今内服している鎮痛剤の1回分（ロキソニン® 1錠，カロナール® 500mg 2錠など），トラマール® 25mg 1錠，オキノーム® 2.5mg など．
※2 **モルヒネ** オプソ® 5mg 0.5包．
※3 **抗不安薬** セルシン® 2mg 0.5包，ソラナックス® 0.4mg 0.5錠など

療養場所の選択肢（参照☞スライド❼ → p.17）

ここまで，在宅療養を実現可能にするための考え方を示してきましたが，実際に抗がん治療が終了した時点で病院に入院していて，自宅への退院が難しいとされるケースには，①骨転移などのために歩行が困難でベッド上の生活の場合，②腸閉塞のために全く食事が摂れない場合，③脳腫瘍や脳転移，髄膜播種などのために意識障害がある場合があります．もちろん在宅療養の受け入れ体制を整えれば自宅療養は可能ですが，多くの場合は治療をしてきた病院側からは自宅療養は無理なので，対応が可能な病院への転院という提案をされるでしょう．（このような場合に，療養期間が長期化しても最期まで入院可能という病院の方が少なく，患者，家族は病院を転々としなければならないことに不安をもっています．）

転院先として提案されるのは自宅近くの病院，ホスピス，時には長期療養病棟などです．どの程度の医療が必要なのかによって，本当はその方に適した提案をされるべきですが，多くの患者の転院先を探す業務に追われる病院からは選択肢をすべて示されて自分で探すように，あるいは選択するようにといわれていることも少なくありません．

このときに必ず確認しておきたいことは，次の病院がどのくらい入院できる病院なのかと

いうことです．場合によっては在院日数に厳しい制限をしているところもあります．逆に長期になっても最期まで大丈夫というところ，2，3カ月までは大丈夫というところがあります．また，きちんと苦痛を取ってもらえる場所なのか，尊厳を守ってくれる場所なのかということは予め知りたい情報ですが，これは入院前に知ることはなかなか難しいのかもしれません．

一方，治療終了後自宅に退院した場合，しばらくはこれまで通りの生活を続けることが可能です．治療をどこまで続けるかということにも関係しますが，治療が終わるとすぐに死が訪れると思っている患者さんが多いので，援助者としてはこの先の見通しを知ったうえで，すぐに死が訪れるわけではないことをお伝えしたいところです．ただ，数カ月，数年の通院の後，体力が低下して通院が難しくなったときに備えて介護保険を申請しておくことをお勧めします．審査を経て要介護度が認定されるまでには最低1カ月必要なので，早めに申請しておくことが望ましいです．

少し専門的な内容になりますが，いくつかの病態によって予測される見通しについては援助者として知っておきたいことです．私たちがここに示すような患者さんが入院されたときに，必ずご家族にお話しすることをここで紹介しておきます．患者さんによっては自分のことをきちんと知っておきたいので，これから先に起こり得ることを一緒に聞いておきたいといわれ同席されます．誰にお話しするときにも，必ず苦痛の緩和の方法があることも併せてお話しします．

援助者として知っておきたい今後の見通し

① 閉塞性黄疸・肝転移・腎障害がある場合：高アンモニア血症，肝不全，腎不全の進行のため意識障害が出現して眠気が増します．大切なことを話そうと思っても会話の途中でもウトウトと眠ってしまうようになります．苦痛を感じにくいというメリットはありますが，命の長さよりも会話ができる時間が短いので大切なことは早めが良いです．

② 肺がん・肺転移：呼吸困難や咳が出現したらその症状を緩和するのにはモルヒネが有効です．呼吸困難や咳を抑えるために必要なモルヒネはごく少量です．最小限のモルヒネを使用することにより，モルヒネを開始しても今まで通りの生活が可能です．ただ，呼吸困難が急速に進むことがありそのときには間欠鎮痛が必要になりますが，それによって苦痛から逃れることが可能です．

③ 脳腫瘍・脳転移：脳腫瘍や脳転移がゆっくりと進行して意識レベルが低下し，意識障害が長く続いて数カ月の療養が続く場合と，病気の進行により脳浮腫が急速に進んで脳ヘルニアを起こしたりけいれんを起こして急に最期が訪れたりする場合の両極端な側面があります．

表 2-5 援助者として知っておきたい今後の見通し

①肝転移やそれによる閉塞性黄疸があるような場合，一時的に胆道ドレナージなどで黄疸が改善したとしてもその後にまた同じ状況になれば眠気が増えて，1日のほとんどの時間を

眠って過ごすようになります．血中のアンモニアが増えることが原因のこともあります．腎機能障害が進行した場合も同様です．眠気が増えることは意識障害の一種で，時にせん妄を伴うこともあります．

　眠気が増えていくということがなかなかイメージしにくいかもしれませんが，会話をしていても目を閉じてしまうような状況になるので，こみいった相談などは難しくなります．ずっと眠ったまま醒めない状態になるのがいつなのかは予測できませんが，このような見通しを知っていれば，眠気がまだ強くない時期に家族と一緒にどう過ごすかを考えることができます．家族は，意識がしっかりしているうちに少し休暇を取って付き添い，ほとんど眠って過ごすようになればそのときには仕事を優先させる，そんな風に考えることもできます．このような病態の方は，眠気があることで苦痛を感じづらいことがメリットです．そうでない場合に必要になる間欠鎮静も，これらの眠気によって必要ないことも多いのです．眠っているのは寂しいけれど，本人はつらくなく過ごせているということは，時にご家族にとっても気持ちが楽なものです．

　せん妄とは，夢と現実が入り混じってしまう状態です．実際にはないものを見えるといったり，時間の感覚がおかしくなったり会話がかみ合わなかったりします．決して頭がおかしくなったわけではなく，病気がそうさせている，病気のせいでそうなっているということを，援助者として家族に伝えることが必要です．せん妄は家族にとっても受け止めづらいことだからです．会話がかみ合わなくても，少し現実とは違うことをいっていても，ひとつひとつ訂正するのではなく，うまく話を合わせて安心できるような声かけをするのが良いようです．せん妄は原因の治療によって一時的に改善することがあるので，まずは負担にならない範囲で治療をします．治療に反応しなければすでに不可逆的な状態，すなわちいよいよお別れが近づいているという判断をすることになります．

②肺がんや肺転移の場合は，将来呼吸困難や咳が続くようになることが予測されます．そのときには薬でその症状を緩和しながら今まで通りの生活を送ることが可能です．呼吸困難に対して効果が期待できる内服薬は，ステロイド（副腎皮質ホルモン），抗不安薬，モルヒネです．ステロイドもモルヒネも怖いというイメージをもつ人が多いですが，ここで使用する薬の量は少量なので，うまく内服することでこれまで通りの生活を送ることができます．この症状の緩和に慣れた医師であれば，誰もが使用する薬剤です．ただし，ステロイドは糖尿病や消化性潰瘍がある場合には使用は控えます．

　呼吸困難や咳は，日常生活に支障をきたす症状のひとつです．これらの症状があると，非常に体力を消耗するだけでなく，会話をするにも食事をするにも支障をきたします．治療をしなければ苦しいばかりではなく，とても不安になってしまいます．薬への誤解を少しずつ解消して，必要なときにはステロイドやモルヒネを開始できる準備を早いうちにしておきます．

　さらに，これらの薬の内服ができなくなったときはモルヒネの注射や坐薬を使用して同じ

ように苦痛の緩和が可能ですから，内服ができなくなりそうなときには注射や坐薬が使用できる準備をします．在宅でもモルヒネの注射を使いこなす医師は増えてきていますが，概ね多くの在宅や施設ではこの注射への変更が難しいため，私はこのような方には入院をお勧めしています．もちろん，坐薬を使用するという選択肢はありますが，きめ細かく苦しい状態に対応するには入院が望ましいと考えています．

また，どんなにこれらの薬を使用しても呼吸困難が緩和できないときに必要になるのは間欠鎮静です．これは，注射剤を使用して短い時間深く眠れるようにすることです[※4]．そうすることで苦しい時間を眠ってしのぐことが可能です．在宅の現場ではこのようなときに坐薬を使用します．入院していれば，注射薬を使用できるので，眠ることと覚醒することのメリハリをつけやすいです．逆に坐薬[※5]を中心に使用することになる在宅では，このような状況になるとウトウト眠って過ごすことが多くなるでしょう．入院するタイミングの目安は，内服薬では抑えきれないような呼吸困難が現れ始めたとき，あるいは安静にしていても呼吸困難が現れ始めたとき，とお話ししています．

③**脳転移や転移性脳腫瘍の場合**は，表2-5に示したように両極端な場合を想定してご家族にお話ししますが，その人にとってどちらの経過をたどるのかは予測が難しいです．いずれにしても苦痛を緩和できる方法があることを患者さんにもご家族にもお伝えしています．

ここでは典型的な場合に起こり得る症状とその対処方法をお示ししましたが，各病名の方にこれらの症状が必ず起こるわけではありません．つまり肺がん，脳転移という病名でも，呼吸器症状は全くなく脳転移の症状だけということもあります．大切なことは，病名によらず，目の前に起こった症状に対処していくということです．

※4　**注射剤**　原則としてドルミカムを点滴で使用する．正しい知識をもった医師が行う．
※5　**坐薬**　ダイアップ®坐薬4mg，セニラン®坐薬3mgなど．

がん治療を終えたあと 人生の最終段階における身体機能の変化

がんの治療が終了したら（これ以上の治療は難しいといわれた場合）すぐに命の終わりが来ると思っている人が多いですがそうではありません．場合によっては抗がん剤の副作用から解放されて生活の質が良くなることもあります．数カ月から数年，しばらくは今まで通りの生活を継続することが可能ですが，その期間がどれくらいなのかは，疾患によっても人によっても，あるいは治療を終えるタイミングによっても異なります．

しかし，少しずつ病気が進行していくと徐々に体力が低下し，次第に今まで通り病院に通院することが負担になってきます．病院に行って待合室で長時間座って待つことや，駅の階段を上り下りするということは体力が低下してくると大きな負担になります．通院できなく

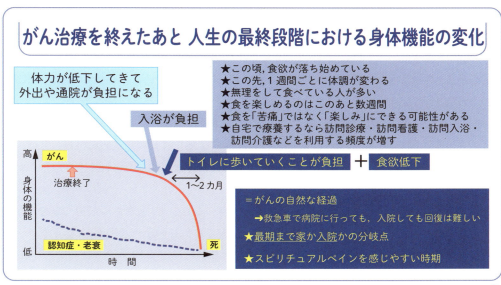

スライド⑬

　なってからではなく，通院が困難になったときに備えて，今後の療養に困ったことがあれば気軽に相談できる医師やケアマネージャーを見つけておくことは大切です．すぐには必要なくても，困ったことがあったときに相談できる場があるだけで大きな安心につながります．

　この先は，入浴が大変になってきたころに前後して食欲が低下し始めています．体力が低下したのは食べないためだと感じてしまうため，家族も食べることを一生懸命に勧めますし，患者さんもがんばって食べていることが多いのがこの頃です．この頃に管理栄養士さんが効率的に栄養を摂る方法などを教えてくれると本当に助かるでしょう．しかし，貴重な食を楽しめる時期でもあるため，食べることを苦痛にしてしまわない工夫が必要です．これについては，第4章ステップアップ講座〈3〉「食べることの意味を知る」のところで触れます．

　自宅で生活をするうえで介護の負担が最も大きくなるのは，自分でトイレに行くことが難しくなったときです．残念ながら，この数週間の変化はがんの自然な経過で起こってくることです．トイレに歩いていけなくなったときに，救急車で病院に行っても改善することは期待できないのです．この流れを知っておくことは最期まで自宅で療養するのか，最期は病院に入院するのかを考えるうえで重要です．なぜなら，トイレに行けなくなっても，介護してくれる人がいて症状の緩和さえできていれば自宅で最期まで療養することが可能だからです．ですから，老々介護や日中独居（家族が仕事をしていて日中は誰もいない）の場合に最期は入院と考える人が多いです．ただ，これからは希望通りに入院できなくなる可能性があることは知っておかなければなりません．地域によって差があるとは思いますが看取りができる入院ベッドが不足することは明白です．そのとき，自宅や住み慣れた地域で看取りを可能にするということは，トイレに行けなくなったこの時期の人を援助する場を作るということであることを知っておく必要があります．

体力が低下してきて，今までできていたことができなくなる感覚，自分を失っていく苦しみは，トイレに歩いて行くことが負担になったころにますます強くなります．
　「みんなに迷惑をかけている」「こんな状態では私は生きている意味がない」と感じる人はとても多く，このような生きる意味を問うような苦しみをスピリチュアルペインといいます．このような患者さんは，「早く終わりにしたい．」という言葉を口にされることがよくあります．何と答えたらよいのか，言葉を失ってしまいます．「そんなこといわないでがんばりましょうよ」と安易に励ますのではなく，このような場面で私たち援助者に求められることは，その人の苦しみを理解しようとする態度であり，その人の尊厳が取り戻されるようなかかわりです．
　ここで大切なのは，苦しんでいる人とのコミュニケーションで，患者さんが苦しみをわかってもらえたと感じられるように援助者が「聴く」ことです．このような場面で，ディグニティセラピーは尊厳を取り戻すために役立つことがあります．ディグニティセラピーは第5章（ステップアップ講座〈4〉「聴く力」を養う）のところでご紹介します．

　援助者として「尊厳を守る」ためにできる「オムツの提案」について紹介します．いろいろなことが自分でできなくなっていく中でも，せめてトイレくらいは自分で行きたいと思う人がほとんどです．自分で思うようにできない苦しみを感じているときに，一度排泄を失敗してしまったために相談もなくオムツをつけられていたら尊厳が傷つけられます．せめて，
　「トイレに行くことが大変になりましたね．とても疲れてしまいますよね．もういっそのことオムツを使ってベッドの上で楽に済ませたいと思うことはありませんか？」
　「紙おむつや尿取りパットを使って排泄をするということはどう思いますか？」とひとこと聞いてもらえたら，患者さんの気持ちも少し違うかもしれません．どんなに体力が低下して，時には転んでしまうようなことがあっても，最期までトイレには自分で歩いて（実際には看護師が抱えるようにしてということもあるのですが）行きたいといわれる方は多いので，「トイレに行くのが大変になりましたね．でも，やっぱり何とかトイレまでは行きたいですか？」という会話は現場では良く聞かれます．こうした配慮が尊厳を大切にするということにつながります．

この先起こること・援助者にできることを知る

　がんの場合に病状の進行とともに起こりうる苦痛症状は，スライド⑭に示したようなものがあることがわかっています．頻度が多い順に全身倦怠感，食欲不振があるといわれていますが，筆者のホスピスの経験からは点滴を受けているいないにかかわらずすべての人に口渇が見られます．これらの症状は決してがんの場合だけではなく，死にゆく人がみな経験することです．
　このことを急変と捉えず，いよいよお別れのときが近づいてきたと捉えることで，治すこと，元気になることよりも，なるべく苦痛がないようにするにはどうしたらよいかと考える

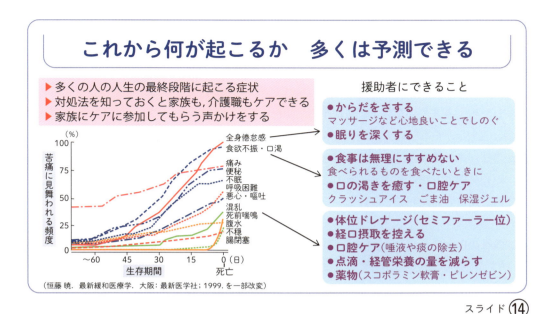

スライド⑭

ことができます．療養の場がどこであれ，それでもなおできることがあることを援助者としては家族に伝えたい，大切な場面です．

自然な最期　月の単位から日の単位，時間の単位の判断

　トイレに行くことが難しくなり，食欲が低下してくると，このあとは週単位で体調が変化していきます．この時期に入院される方が多く，患者さんもご家族も急な体調の変化に気持ちがなかなかついていけずつらい思いをされますので，この先に私たちが行っているホスピスでご一緒する患者さんへのケアとご家族への声かけを具体的にご紹介します．

〈全身倦怠感への対応〉

　全身倦怠感は終末期に肝障害や腎障害，または脳転移などで傾眠状態（意識障害のため眠っている状態）となる人を除いてはほとんどの方に起こります．患者さんは「最近疲れやすくなった」「もうベッドで休んでいるほうが楽」というように表現されますが，時に「からだが痛い」と表現されることがあるので，「痛いというよりだるいとか，疲れやすいという感じですか？」と確認することが必要です．

　一部の人はステロイドホルモンを少量内服することで症状が改善されるので希望されたら処方します．そして，「最近からだがだるくてつらい」といわれたときに，私たちがまず行うことは，背中や腰，足などをさすりながら，「こうしてからだをさすってもらうとどんな感じですか？」と聞いてみます．多くの方が「あ〜気持ちがいい，楽です．」といわれます．マッサージでしのげる全身倦怠感であれば私たちが訪室時にからだをさすり，時にはボラン

ティアさんにも協力してもらいます．ご家族にもお願いして時々マッサージをしていただきます．ご家族は，こんなにつらそうなのに自分は何もしてあげられないと思っている人が多いので，マッサージをして喜んでもらえることはご家族にとっても意味のあることです．ただ，マッサージがかえって煩わしく感じられたり，それではしのげないほどのつらさがあったりしたら，今までよりも少し病状が悪化したと判断します．そして，全身倦怠感を取り除く薬は残念ながらないので，短い時間でも眠りを深くしてあげることでつらい時間をしのぐしか方法がありません．坐薬や注射を用いて短い時間眠ること（間欠鎮静）を提案してみます．短い時間でも深く眠ると，そのあとまた少し楽に過ごせることがあります．この繰り返しで何とか苦しい時間をしのいでいくことが可能です．

☞ 家族への声かけ

「そろそろ週単位に入ってきています．今はベッドで体を休めていれば楽なようですが，今後さらにからだを動かすことは大変になり，眠っていることも増えてくるので，お話ができるうちに会っておきたい人や大切なことがあれば早めに考えた方が良いです．

全身倦怠感は，一時的にステロイドが効くことありますが，他にはこの症状を取り除く薬がありません．ただ，マッサージが効果的なことがあり，マッサージをしている間は心地よく過ごせることもありますから，是非ご家族も背中や足などをさすってみてください．それでも苦痛が強い場合には少し眠ることで，目覚めた後に少しの時間楽に過ごせることがあります．もしご家族が不在のときに本人が少し眠りたいと希望されたら，坐薬や点滴などを使用して少し眠ってしのぐ対応をさせていただくことで良いでしょうか．痛みと鑑別が難しいときには痛み止めを使ってみて効果を確認してみます．」

ところが，短時間眠って目が醒めるとすぐにまたつらいという状況になると，場合によっては「寝て起きたらまたつらい．もうずっと眠っていたい」と患者さんにいわれることがあります．このときには，最初はしのげていたつらさが同じ方法ではしのげなくなっていることから，さらに病状が悪化しているのだと判断します．このときに初めてずっと眠ること（持続鎮静）を検討することになります．持続鎮静は，患者さんに希望されることも，時には懇願されることもあります．しかし，ご家族にとってはこのまま二度と会話をすることができなくなるかもしれないという重大なことです．援助者として，家族の了解なしに持続鎮静を開始することは避けなければなりません．ただ，患者さんの苦痛も理解する必要があり，家族の気持ちとのすり合わせをするという難しい作業をすることになります．鎮静は決して命を縮めるものではありませんが，家族から見るとそのように感じられることがあるので，十分に納得してもらえるよう何度も話し合い，間欠鎮静を繰り返しながら患者さんが苦痛から解放されることと家族が安心できるところの折り合いをつけていくことになります．

〈食欲不振・口渇への対応〉

食欲不振はこれまでにも見られているのですが，本人の食べたいという意欲が全くなくな

るのがこの時期です．次第に水分しか摂れなくなり，薬を飲むことが負担になってきます．これまで内服していた薬を坐薬や注射に変更することを考える時期です．さらに食欲不振と同時に口渇もほぼ100％の方が訴えられます．口渇は点滴をすると防げるというものではありません．口が乾くので点滴をしたらどうかと考える方もいますが，口渇にはほんの少しずつでも口から水分を摂取すること，あるいは口腔ケアを行うことが患者さんは最も気持ちが良いと喜ばれます．もしも浮腫や痰のからみがあれば，この時期に点滴を増やすよりも，むしろ点滴を控えめにすることでこのあと増えてくる痰を最小限にして，苦痛を増やさないための工夫のひとつであることをお話しします．それでももし，点滴をすることが生きる希望だといわれれば，一旦点滴を開始して，デメリットがあったときに減量，中止していくということも患者さんやご家族が納得するために，ときには必要になります．

　患者さんから「声が出なくなった」といわれることがありますが，口腔ケアをするだけで声が出ることはよくあります．口渇に最も有効なのは口腔ケアです．水分を摂取できる方は少しずつ水分で口腔内を潤すことが最も有効ですが，飲みたいけど飲めない方にはクラッシュアイスがとても喜ばれますし，これならベッドから起き上がる体力がなくなったときでも，ベッドに横になったまま口に入れることができます．製氷皿で作ったような2～3cmのサイコロ状の氷ではなく市販のものでも良いのでクラッシュアイスをお勧めします．ホスピスに常備してある電動式アイスクラッシャーはとても重宝しています．同様に，薬局で販売している保湿ジェルや精製したごま油などを利用して口腔内の乾燥を予防します．好みが分かれるので使ってみて使用感の良いものを継続していくとよいでしょう．同様にアトマイザーや霧吹きを用意して口の中に噴霧して水分を補うことを好まれる患者さんもいます．

☞家族への声かけ

「そろそろ日の単位に入ってきます．お話できる時間が限られてきます．いつもお仕事で面会になかなか来られないご家族がいれば，今の状況を伝えていただき，最期のときに合わせてお仕事を調整されるよりも，お話ができる今のうちに調整しておいていただく方が良いかもしれません．お口が渇くのでクラッシュアイスを使っています．これだと横になったままでも口に入れて渇きを癒すことができます．口腔ケアにはご本人が好きな飲み物や，その飲み物で作った小さな氷を使用することも可能です．今はベッドから起き上がって自分で冷蔵庫の氷を取りに行くこともできません．私たちが冷凍庫の氷を出しておいてもすぐに溶けてしまうので，いつでも氷を口にできるように，市販されている小型の魔法瓶を用意していただくと便利です．」

〈喘鳴への対応〉

　喘鳴は気道分泌が増えることにより，痰がのどのところに絡んでいて呼吸のたびにゼロゼロ音がするので，患者さんだけでなく家族から見て苦しそうだと感じられる症状のひとつです．実際にこの状態になると痰の吸引（気道吸引）をすることが多いですが，それによって患者さんが苦痛を感じることはいうまでもありません．輸液が多い患者さんは，輸液の減量

だけでも喘鳴が消失することは期待できます．

「終末期患者に対する輸液治療のガイドライン」では死亡直前期の気道分泌増加に対しては輸液量を500mL以下にすることや気道分泌を減らすための薬剤としてブスコパン®を推奨していますが[※6]，現場の経験では喘鳴が出たときにその都度今よりも少し減量するという対応をとり，1000mL ➡ 500mL ➡ 200mL ➡ 中止と変更することで気道吸引を必要とすることはほとんどなく苦痛が出現しないように予防できていると実感しています．

このような場面で大切にしているのは，患者さんやご家族の輸液減量に対する不安に配慮するということです．輸液はそのほとんどが水分ですが，減量すること＝栄養を減らされてしまう，最低限のケアをしてもらえなくなると感じてしまう人もいるので，輸液減量することのメリットをお話したうえで，それについて患者さんやご家族がどう思うのかを丁寧に確認します．この場面での患者さんにとってのデメリットは，栄養学的にいうと栄養が足りていないということでしょう．しかし，がんの終末期は栄養投与に反応しない時期とされており[※7]，さらに死亡直前期の気道分泌が増えた状況は，栄養を入れる意味で行っている輸液が負担になっている結果であることを伝え，何を優先したいかということを患者さんとご家族と話し合ってみると，ほとんどの方が苦痛の緩和だといわれます．苦痛の緩和のためには輸液を減量し，この時期に存在する口渇に対するケアをしっかりとすることで，患者さんとご家族の満足度は得られることが多いと思います．

また，200～500mL程度の輸液であれば，1日にコップ1～2杯程度の水分が摂れていれば同等，あるいはアイスクリーム1個食べることができれば輸液以上の栄養が摂れると考えると，それほど輸液にこだわらなくても良いのかもしれません．この時期意識レベルがかろうじて保たれている時期です．そこまでの経口摂取は無理かもしれませんが，もう少し早い段階でも輸液を考えるタイミングがあり，繰り返し話し合うことになる問題です．

終末期の患者さんへの輸液は「輸液が患者の苦痛を緩和する」と考える医師の考え方によっても左右されることが意識調査の結果でもわかっています．一方で，ケアする立場の看護師が，実際にこの時期に輸液を1000mL以上行っている病棟とは異なり，ホスピスの現場で500mLから200mL程度の輸液を行っている患者さんの気道吸引がほとんど必要ないという状況に驚いていたのは印象的です．

意外と見逃されているのは，胃瘻の栄養です．喘鳴は，栄養や水分を体が利用しきれなくなった結果と考えれば，経管栄養の量を減らしてみるということは理にかなっています．1回量を減量したり，回数を減らしたり，本人も納得できて，介護者の負担も減る方法を考えていくと良いと思います．患者さんにとっても痰の吸引はつらいものですが，ご家族にとってもつらそうで見ていられないと感じ，つらい思い出として残ることのひとつです．食事が十分に食べられていない人の輸液を減量することはとても勇気のいることですが，苦痛を減らすためにどうしたら良いのかをよく話し合いましょう．

※6 ホスピスではピレンゼピン®が安全に使用できるため第一選択として使用しています．
※7 比企直樹，他編．NST・緩和ケアチームのためのがん栄養管理完全ガイド．東京：文光堂；2014. p.39.

☞ **家族への声かけ**
「今，痰がゴロゴロのどのところにあり，管で吸引をすることがあります．吸引はおそらくご本人にとってはとてもつらいことです．痰が絡むのは，からだの機能が低下して今までのように栄養を受け止めきれなくなっているからです．今の体調に合わせて点滴（または胃瘻からの栄養）を少し減らすと気道の分泌が減って痰が絡まなくなる可能性があります．そうすれば痰を吸引することも必要なくなるのでご本人にとっての苦痛を減らすことができます．点滴（胃瘻からの栄養）を少し減らしてみることについてはどう感じますか？」

さて，日の単位から時間の単位になるころ，一般の病院では心電図モニターを使用しますが，ホスピスでの（狭義での）看取りはモニターを一切つけず，見た目の変化で今後を予測していく自然な看取りです．おそらく，昔は自宅で人が亡くなる時はそうだったはずですが，いつしか私たちは器械に囲まれた死が当たり前になってしまいました．医療現場ではモニターを使用しない看取りに不安を感じるという人も多いようです．

この後は見た目の変化で残された時間を予測することが可能です．この状況では患者さん自身がまだ意識があり，会話が何とか可能な場合もあれば，すでにほとんど眠っている状況になっていることもあります．患者さんによっては，「もういよいよよね」とおっしゃり，自分の最期のときにいてほしい人をよぶようにいわれることもあります．それだけ，自分の体調の変化を一番感じているのはご本人なのだと思います．なるべく本人が安心できるような声かけをします．

このような場面でのある患者さんとの会話をご紹介します．

「もう，いよいよよね．」
「もういよいよよ，そんな風に感じますか？」
「うん．感じる．今日か，明日かな．」
「からだはつらくないですか？」
「寝ていればね．でもこの後つらくなるの？」
「寝ているようでもからだがつらければ少し眠りを深くしたら楽に過ごせますよ．」
「そのときは任せるわ．先生が良いと思うようにしてくれたらいい．」
「そうですね．わかりました．
もういよいよよだと思うと心細いですか？
誰かにそばにいてほしいと思いますか？」
「そんなことない．姉も年だから，そばにいてくれなくてもいいの．」
「じゃあ，お姉さんに，そう伝えましょうね．
最期の時間だけが大切なわけではないですからね．
これまでよくしてくださいましたものね．
私たちがいるから，安心してくださいね．
そのときに着るものは何か用意しているんですか？」

「お友達が縫ってくれたワンピースをもって来たの．そこにあるから見てくれる？」
「素敵ですね．いつもきれいにされているけど，お化粧はどうしますか？」
「口紅だけでいいわ．先生みたいな，薄いピンクの口紅ね．」
この穏やかな会話の2日後，この方は静かに永遠の眠りにつきました．

日の単位から時間の単位にできること

ホスピスでの看取り〜自然な最期〜

家族が安心してみていられるためには苦しくないことが大前提

- 体力の低下　　通院→外出→入浴→トイレ
- 食欲が低下
- 疲れやすい・身体がだるい（易疲労感・全身倦怠感）
- ほとんど眠っている・水や薬が飲めなくなる
- 痰がからんでくる（死前喘鳴・痰が増えない工夫をあらかじめ行う）
- 尿量が減ってくる
- 呼吸の仕方が変わる　　努力呼吸→下顎呼吸
- 脈を触れなくなってくる　　手首（橈骨動脈）➡肘（上腕動脈）
- 手足が冷たくなる
- 指先や足の裏が紫に変化してくる（チアノーゼ）

＊モニターを使用しないので　見た目の変化で残された時間を予測する

短い月の単位
⬇
短い週の単位
⬇
日の単位
⬇
時間の単位
・
短い時間の単位

スライド⑮

ホスピスでの看取り〜自然な看取り〜

- **死への過程**
  - ここに至るまでの症状緩和を継続（痛みや呼吸困難など）していればこの先急に苦しくなったりしない
  - 苦しいから呼吸が荒くなっているわけではない
  - 呼吸の変化（努力呼吸・下顎呼吸）はお別れが近づいたときの自然の変化
  - 苦しいかどうかの見極め方➡眉間のしわ・苦痛表情がないか？
  - 苦しいのであれば眠りを深くすることで苦痛を緩和できる
  - 自然に昏睡に入り，苦痛は感じなくなる
  - 特別な医療処置は必要としない
  - 静かに，呼吸が止まります
- 何度か訪室するうちに，
  「先生，もう大丈夫です．あとは家族だけで見ています」
  　大切な時間を家族だけで過ごす　　亡くなる前も後も

スライド⑯

スライド⑮に紹介した兆候を参考にして，もし残された時間が 24 時間以内であることが予測できれば，最期のときにそばにいたいと思っている大切な人に声をかけて集まってもらうことができます．何も知らずに突然の連絡を受けて，駆け付けたときにはすでに亡くなっていたというよりも，少し時間の余裕をもってそばにいられること，そして仮に意識がなくなっていてもそこで子供たちも一緒に過ごすことは子供にとっても貴重な体験になります．「最期の数時間に起こったことが，残された家族の心の癒しになる」というシシリー・ソンダース博士の言葉を思い出します．

☞家族への声かけ

「今まで行ってきた痛み止めや苦痛に対する治療は継続するので，このあと突然苦しんだり痛みが強くなったりすることはほとんどありません．でももし，つらいのではないかと思ったら声をかけてくださいね．意識はなくても，耳は聞こえているといわれています．好きな音楽を流していただいても良いですし，皆さんの声は聞こえていますから，そばにいてくださっていることが伝わっていると思います．

　このあと，呼吸の仕方が変わって手足の色の変化が出てくるといよいよお別れが近づいているというサインですが，最期のときにそばにいてあげたい方は皆さんのほかにいらっしゃいますか？」

　ご家族によっては必ずそばにいたいと思う人もいますが，忙しい仕事を抱えていてそれができない人もたくさんいます．周りから見ていると呼吸が止まったときが最期のときのように感じられると思いますが，その瞬間だけが看取りではないこと，今までご家族ができる範囲で時間を作って一緒に過ごされてきた時間をすべて含めて看取りの時間と考えていることは，もう少し前の段階でタイミングを見て伝えておきます．仮に最期の瞬間にそこにいなくても，そのことで自分を責める必要はありません．呼吸が止まって，しばらくして心臓が止まったことと脳の働きが止まっていることを確認して死亡確認になるので，みなさんがそろうまでは待っていることもできることを伝えておきます．

　さて，いよいよお別れが近づいてきたとき，呼吸が変化してきます．こうしたいよいよ呼吸が止まりそうというとき，私たちは援助者としてまだできることがあります．
　自然なお看取りのときは，お別れが近づくと呼吸が荒くなって苦しんでいるように見えます．肩で呼吸をすること（努力呼吸）や下顎を上げて呼吸をすること（下顎呼吸）はお別れが近づいているサインで，からだいっぱいに酸素を取り入れようとからだが反応して大きな呼吸になっているだけで，苦しくはないのです．このことをこの最期の時間に周りで見ている家族が知ることはとても大切なことです．苦しそうだと感じている家族は，見ているのがつらくなりますが，苦しくないとわかれば安心して，子供もそばに寄ることができます．
　ここで援助者として是非行ってほしいのは，ご家族や周りにいる人に対して「つらそうに

見えますか?」という声かけです．ほとんどの人が苦しそうだと答えるでしょう．
　お顔の表情を見てみましょう．眉間にしわが寄っていなければ苦しくないだろうと私たちも判断しているので,「苦しそうじゃないよね」と，みんなで確認しあいましょう．そして,肩の力を抜いて，この愛おしい時間を味わってほしいと思います．ご家族がそばにいることを感じてもらえるようマッサージをしたり，お口の渇きを癒すために大好きなお酒をうすめてお口を潤したり．ご家族と一緒にどう過ごすかを考えていきます．おそらく自宅であれば,慣れ親しんだお味噌汁の香りや家族の声などが自然と患者さんの嗅覚や聴覚を心地よく刺激してくれるのでしょう．
「もうこの先は苦しいことは起こりません．すっと静かに呼吸が止まります．そのときは落ち着いて私たちをよんでください．」
　この時間はとても貴重な時間です．大切な人だけで過ごしていただきます．

〈死亡診断のあとの対応〉
　ご家族と一緒にからだを拭いて最期のときのために用意されたお召し物があればそれに着替えをします．時には自分でこのときに着るものを用意している方もいます．この時間は,ご家族が改めて今までの療養を振り返ったり気持ちの中で見送る準備をしていく大切な時間になります．参加したいご家族には一緒にケアに加わっていただきましょう．
　お支度が終わりひと段落したところでお部屋にお邪魔します．用意されたお召し物に込められた思いをご家族がお話してくださることもあります．いよいよホスピスを出られるときにはボランティアさんもスタッフもそろって正面玄関でお見送りをします．この時間はスタッフにとっても，この方とのかかわりを振り返る大切な時間です．いつも心の中でつぶやきます．
「あなたに会えてよかったです．本当にお疲れ様でした．」

第3章 ステップアップ講座〈2〉
最期まで輝いて暮らすためにもっと知ろう！〈認知症のこと〉

認知症になった人から学び，考える

　「〈暮らしの中の看取り〉準備講座」では，どんなまちなら最期まで輝いて，安心して暮らしていけるのかを考えるために，まずは一般市民も援助者も認知症について正しく理解する必要があると考えました．先を見据えてスピーディーな対応が必要とされるがんとは異なり，認知症は10年以上にも及ぶその長い経過の中で時期によって必要なケアも異なります．

　認知症はどんどん病態の解明が進み，情報が更新され，新しい治療やケアの方法も紹介されていますが，ともすれば介護する側からの一方的な見方で考えがちです．援助者がこれは本人にとって良いだろうと考えることも，本当に本人が望むことでなければかえって負担になったり，本人を傷つけてしまうこともあります．本講座では常に「自分が認知症の本人だったら」，と考えることを大切にして認知症の本人からの発信を引用しながら，理解を深めていきたいと思います．

　私は認知症の専門家ではありませんが，ホスピスに入院する患者さんや外来，在宅での診療，特別養護老人ホームの嘱託医という立場でたくさんの認知症の方にお会いします．たとえ記憶障害（➡スライド⑰参照 → p.62）がある方でも，その場でのコミュニケーションは成立することも多いので，今痛いというときに速やかに鎮痛剤を使い，今便秘で苦しいというときに今すぐ排便の処置をするという風に，時間をおかずに対応する工夫をすれば苦痛の緩和も十分可能です．

　認知症とがんを両方抱える患者さんも少なくありません．ある乳がん末期の方は認知症の症状は進んでいたものの，「家にいたい，入院はしたくない」という意思ははっきりとしていました．ご家族に今後の見通しと予測される苦痛をお話しして，おそらく自宅で対処できないような苦しみはないだろうということ，薬の内服ができなくなったら坐薬で痛みや苦痛を緩和することができることを伝え，訪問看護師さんのサポートのおかげで，ご家族が安心して最期まで自宅で看ることができました．

　認知症もがんも抱えている患者さんのたどる経過を看ていくとき，現在どちらが日常生活の支障になっているのか，どちらが生命予後を左右するのかを見極めることが大切です．そして，認知症がある場合には特に，入院という環境の変化が大きなストレスになってしまうため，療養場所の選択は大切な要素です．どんな病気を抱える人も，その人が何に困っているのかに目を向けて，その人の抱える苦痛を緩和するためにどうしたらよいか，それと同時に家族の考えはどうかということを考える視点はとても大切で，それこそが緩和ケアの考え方の基本です．

「認知症本人の言葉」

　本講座では，認知症を理解するために，まずはアルツハイマー型認知症の本人である佐藤雅彦さんの著書を紹介することから始めています[※1]．（ご本人から許可をいただいています．）

　2005年10月27日　アルツハイマー型認知症と診断されました．
「あなたはアルツハイマー病です」と医師から告げられた時，私は頭が真っ白になり，質問することもできませんでした．
当時私はまだ51歳でした．

　医師から十分な説明がなかったので，私は書店や図書館に通い，「アルツハイマー」に関する本を片っ端から読んで，勉強しました．
でも，知識が増えるごとに，私は希望を失っていきました．
何を読んでも，
「認知症になると考えることができなくなる」
「日常生活ができなくなる」
「いずれ自分自身のこともわからなくなる」
「意思も感情もなくなる」
というようなことしか書かれていなかったからです．

　認知症は世間で言われているような怖い病気でしょうか．
私は，自分が認知症になり，できないことは増えましたが，できることもたくさんあることに気がつきました．
認知症の診断を受けて九年になりますが，いまも一人暮らしを続けています．
認知症であっても，いろいろな能力が残されているのです．
社会にある認知症に対する偏った情報，誤った見方は，認知症と診断された人自身にも，それを信じさせてしまいます．
この二重の偏見は，認知症と生きようとする当事者の力を奪い，生きる希望を覆い隠すものです．
私はそのような誤解，偏見を，なくしていきたいと考えています．

　「できる」「できない」だけで，人間を語ることはできません．
自分が自分であることは，何によっても失われることはありません．
認知症になると，確かに不便ですが，けっして不幸ではありません．
自分がどのように生きていくかは，自分で決めて，自分で作ることができるのです．

いかがでしょうか．佐藤さんの言葉に，自分の中にある誤解や偏見に気づきハッとさせられます．診断を受けて9年が経過した今，どのような工夫をしてひとり暮らしをされているのか，みなさんが気になるところではないでしょうか．
　そんな私たちの気になるところを佐藤さんはこのように書いています[※2]．

認知症になった私が，なんの不自由もなく生活をしているなどということはありません．
一日一日が大変で，困ること，不便なことばかりです．
私の日記から，最近の困りごとを挙げてみます．（原文のまま）
- 食事の時間帯がわからない．
- 携帯電話の日ずけを見ないと今日が何日かわからない．
- 昨日もらった書類を覚えていない．
- 明日の予定もわからない．
- 出かけると部屋の鍵をどこにおいたかわからない．
- 銀行の通帳をなくした．
- 障害者手帳をなくした．
- お金の管理ができない．
- 部屋の鍵がなくなり弟に合鍵を作成してもらった．
- パソコンを起動するが，何をしようとして起動したかわからない．

（中　略）

認知症になってしばらくは，だんだん増えていく困りごとや不便なことにとまどい，混乱してパニックになってしまったり，できなくなっていくことばかりを気にして落ち込んだりしていました．
　でも，「できなくなったことを悩むより，自分のできることを見つけて楽しく暮らそう」と思い直してから，ずいぶんと気が楽になり，ひとつひとつ自分なりの工夫を重ねてきました．
　大事なものをなくしたり，時間や場所がわからずにヒヤリとしたりすることは日常茶飯事ですが，そうした場面をどうすればしのげるか．
　現在の私の不便なこと，そしてそれらに対する自分なりの工夫をかきだしてみました[※3]．
- 毎朝起きると，パソコンで今日は何日で何曜日か，そして今日一日のスケジュールを確認する．
- 何をしたのかを忘れてしまうため，午前と午後どう過ごしたのかをパソコンに入力する．
- 人との待ち合わせ時間・場所は，何度でも確認できるように，電話ではなくメールでやり取りをする．
- 携帯電話のアラーム機能とお薬カレンダーで薬の飲み忘れを防ぐ．
- 買い物に出かけるときは「買い物リスト」と「買ってはいけないものリスト」を持ってゆく．

- 台所で火を使用しているときは，それを忘れないように，絶対にほかのことはしない．
- 社会とつながりをなくさないように，日々出来事をフェイスブックで発信する．

　佐藤さんはシステムエンジニアとして働いていた経験からパソコンの扱いには慣れていたので，パソコンをいろいろなことを記録するのに使っていましたが，認知症になってから使い始めた携帯電話のタイマーなどを駆使して薬の飲み忘れをしないような工夫もされました．忘れない工夫をすることでとても気持ちが楽になったそうです．

　どんな工夫ができるのかは人によって異なりますが，自分の得意なことを活かして，ほんの少し助けてくれる人がいれば新しいことを覚えることもできます．認知症の人が一様に日常生活に必要な動作ができなくなっていくとか新しいことは覚えられないということではなく，できることもたくさん残されているのだということを改めて心に留めておきたいと思います．

　参加者にとっては，自分だったら記憶障害が進んだときにどうやって忘れないような工夫ができるのか，どんな風に生きていきたいのか，そのことを誰と一緒に考えたらよいか，などと考えるきっかけになりました．

※1　佐藤雅彦．認知症になった私が伝えたいこと．東京：大月書店；2014. p.9-11.
※2　同書　p.54-55.
※3　同書　p.63-64, 102-103.

認知症の症状への対応

　認知症は，一度正常に発達した認知機能が，後天的な脳の障害によって持続性に低下し，日常生活や社会生活に支障をきたすようになった状態を示す言葉で[※4]，原因となる疾患は80にも及ぶといわれています．日本における認知症は，研究者によって差はありますがアルツハイマー型認知症が最も多く（70%），血管性認知症（10%），レビー小体型認知症（10%），前頭側頭型認知症（5%程度）が次に続くといわれています．

　それぞれに特徴的な症状があり，それを知っているとその人の行動がより理解できることも多いのですが，現実には「認知症」とひとくくりされてしまっていて，医療介護の現場でもまだまだきめ細かい対応はできていません．特に「認知症は記憶障害がある」とされているため，記憶障害がない，あるいはあまり目立たないレビー小体型認知症や前頭側頭型認知症はなかなか診断がつかず誤診が多いといわれています．そしてその特徴的な症状への知識不足は，時に本人や家族が傷つくような誤解を生じます．

　たとえば，何度も同じことを繰り返す「常同行動」といわれる症状をもつ前頭側頭型認知症の人は，目の前にあるものに対して支払いをするということが理解できないままお店の商品をもって帰り「万引き」といわれて通報されてしまいます．しかし，「万引き」したとされる本人を警察に迎えに行く家族は，時にそこでの会話に救われもします．どんな言葉かけが人を救ってくれるのか，特に援助者は，認知症とひとくくりにせず，それぞれの認知症の特徴と対応の仕方知っておくことが求められます．

ただ，認知症は正しく診断されていないこともあり，さらに2つ，あるいは3つのタイプが混在している人もあるため，その診断名だけに捉われることなく，ひとりひとりにあったサポートをするというしなやかさが求められます．

　ここでは，認知症の各論については触れませんが，正しい診断に時間がかかるといわれているレビー小体型認知症の本人である樋口直美さんが，その主な症状である幻視への対応の仕方をお話してくれているので紹介したいと思います[※5]．

❶「レビー小体病」って何ですか？

　レビー小体とよばれるたんぱく質の固まりが，脳や全身の細胞内に現れる病気の総称です．現れる場所により，「レビー小体型認知症」「パーキンソン病」「純粋自律神経不全症」など病名が異なります．しかし共通する症状は多く，レビー小体が現れる範囲が広がると病名が変わることもあります．

❷「幻視」って何ですか？

　幻覚の1種で，存在しないものが見える症状です．アルツハイマー病などさまざまな病気でも起こります．高齢者が，薬の副作用や脱水など身体状態の悪化などで起こしやすい「せん妄」という状態のときにも現れることがあります．レビー小体病の幻視は，リアルに見えることが，特徴です．今，目の前で見えているものや過去に見たものを詳しく説明できることは，珍しくありません．

❸ 幻視は，必ずこう見えるのですか？

　人により見え方，見えるもの，頻度は，異なります．多くの場合，人（性別，年齢，人数等はさまざま），動物，虫を繰り返し見ます．見間違え（錯視），壁のシミなどが顔に見える（パレイドリア），部屋が歪んで見える（変形視）などいろいろな種類があります．暗い所で見やすいですが，明るさや時間に関係なく現れます．

❹ 幻視を消す方法はありますか？

　触ると消えることが多いです．家族が触っても有効です．手をパンパンと叩く音や照明をつけるなどの刺激によって消えることもあります．レビー小体型認知症では，薬，特に抗精神病薬に対して副作用が出やすいという特徴（薬剤過敏性）がありますので注意が必要です．

❺ どう接したらいいですか？

　レビー小体型認知症といっても理解力，記憶力がある方も多く，説明すれば症状であることを理解されます．頭ごなしの否定は，絶対に避けましょう．安心感を与えてください．初期には，不安から混乱したりしますが，本人も家族も慣れれば，症状と受け入れ，幻視があっても平穏に笑顔で暮らすことができます．幻視を異常視しないことが大切です．

援助者として，こうした症状への対応の仕方を知ることは，日常のケアにとても役立ちます．幻視という症状を知っていると，たとえば食事を食べようとしない人を見たときの声のかけ方に変化が出てきます．「どうして食べないの？　早く食べて」ではなく，「食べないの？　食べられないような，何か変なものが見えていますか？　ここですか？　ほら，大丈夫ですよ．」という具合に，その人の世界を理解しようとするでしょう．安心できるような声かけをすることがその人が穏やかでいられるために大切なことです．

　私たちは援助者としてこのような情報を集めていきたいと考えていますが，まだまだここで発信するまでには至らないため，情報提供しているサイトをご紹介します．

　認知症の本人の語りを掲載している健康と病の語り　ディペックスジャパン
　http://www.dipex-j.org/dementia/topic/symptom/kioku（2017.4.18）

※4　日本神経学会，編．認知症疾患治療ガイドライン2010．東京：医学書院；2010．
※5　Naomi Higuchi Official web site　https://peraichi.com/landing_pages/view/naomi

軽度認知障害からアルツハイマー型認知症

軽度認知障害からアルツハイマー型認知症

軽度認知障害（MCI）

－MCI 5つの定義－
1. 記憶障害の訴えが本人または家族から認められている
2. 日常生活動作は正常
3. 全般的認知機能は正常
4. 年齢や教育レベルの影響のみでは説明できない記憶障害が存在する
5. 認知症ではない

国内で400万人はいるといわれている，健常者と認知症の人の中間の段階の人（グレーゾーン）
ADとの境界は明確ではない

放置すると 50%／4年

アルツハイマー型認知症（AD）

病態や疾患の自然経過，治療やケアが最も解明されていると考えられる

近時記憶↓

記憶
即時記憶；今いったことをすぐに思い出しておうむ返しにいうときの記憶（前頭葉の働き）　＝短期記憶

近時記憶；数分前から数日前の記憶
遠隔記憶；中等度ADになると障害されてくる　＝長期記憶

スライド⑰

　最近では，自分で認知症ではないかと不安になったり異変に気づいたりして外来を訪れる人が多く，その中から軽度認知障害（mild cognitive impairment：MCI）と診断される人が増えています．これからの認知症のケアは，このように軽度認知障害と診断された人たちも含めて考える必要があるといわれています．
　軽度認知障害は，30～40％は正常に戻るといわれてはいますが，放置すると4年間で

50%がアルツハイマー型認知症になることから，診断されると誰もが大きなショックを受けます．そのショックのどん底にいる人が，自分を取り戻すことに最も役立つのは，同じく軽度認知障害と診断されながらも，あるいは認知症になっても生き生きと生活している人の話しを聞くことだといいます．

　認知症と診断がついたら，その瞬間から「ケアされる側の人」と見なされるのはとてもつらいことです．まだまだできることがある一人の大切な人として，軽度認知障害でも認知症でも，ともに暮らしながら本人が困ったことを安心して打ち明けられるような環境を整えていくことが求められています．そして，本人がどのように暮らしていきたいかという希望を聞いたうえで必要な部分だけをサポートすることが求められています．これは自分で決める自由（＝自律）を支えるということで，尊厳を大切にするということにつながります．

アルツハイマー型認知症の進行の流れと療養場所の変化

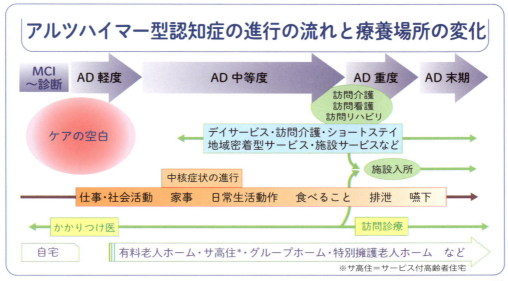

スライド⑱

　スライド⑱は，アルツハイマー型認知症が進行していった場合の，医療，介護の介入の流れと患者さんの療養場所の変化について示しています．アルツハイマー型認知症に限らず，他の認知症が進行した場合，あるいは高齢者全般の身体機能低下の流れとしても当てはまり，右に行くほど生きていくために周囲の助けを必要とすることを示しています．

　このスライド⑱からわかるように日常生活に支障が出てきて，介護保険を利用することが増えるのはアルツハイマー型認知症の中等度以降で，これより前の段階で専門職が苦しんでいる本人と関わるチャンスはなかなかありません．医療保険と介護保険では十分にカバーできてないこの時期はケアの空白の期間といえます．認知症だと知られたくない，あるいは認めたくない本人や，周囲には話せずにがんばって介護をしている家族が孤立しがちなのがこの時期です．

また，配偶者を亡くした人がひとりで生活できなくなったら施設に入ればいいと考えていたり，元気なうちに有料老人ホームに終の棲家のつもりで移る人もいますが，施設にもいろいろあり，本当にそこが看取りまでをしてくれる場所なのか，尊厳を大切にしてくれる場所なのかという視点をもっている人は少ないでしょう．

　人が老いて死を迎えるということは，認知症に限らず，動けなくなり，排泄もひとりでは難しくなり，食べられなくなるということです．その過程で尊厳を大切にするということがどういうことかを，本書では繰り返しお伝えしています．

　さて，アルツハイマー型認知症に話を戻して，アルツハイマー型認知症が進行していく経過の各段階で必要な援助について，平原佐斗司先生のご著書「認知症ステージアプローチ入門」から引用[※6]して紹介します．

軽度の時期：介護保険などのフォーマルなサービスは導入されていないことが多いのですが，この時期は本人が最も苦しんでおり，スピリチュアルペインが最も表出されることがあるため本人の心のケアがとても大切な時期です．記憶障害を補完しながらその人らしい生活を継続することを目標とします．

中等度の時期：認知機能の低下によって日常生活にさまざまな障害が生まれます．普通にできていたことができなくなり漠然とした不安の中で過ごしています．しばしば尊厳を傷つけられ怒りも感じたりします．そのような心の葛藤がときに行動心理症状の発生につながります．人は「人の役に立っていると感じられたときに，自分に誇りをもち，自分の存在を認めることができる」ということは認知症の方についても同様です．本人がどのように生きたいと願っているかを理解し役割や居場所を作っていくことが大切です．

重度の時期：身体合併症が頻発し緊急対応が増加しますが，その人らしさが保たれる環境で穏やかに生活できることが最も価値があるという認識が，家族やチームの中で共有されることが大切です．そのために緩和ケアの考え方が役に立ちます．

[※6] 平原佐斗司，編著．医療と看護の質を向上させる認知症ステージアプローチ入門．東京：中央法規出版；2013. p.37-40 より抜粋．

インフォーマルサービスとは

　インフォーマルサービスは，それぞれの地域で活動するNPOやボランティア，あるいは，今認知症の人を介護している家族，友人などの個人の力などの総称です．「〈暮らしの中の看取り〉準備講座」では，学習を重ねながらこのインフォーマルサービスとして地域で自分達に何ができるのかを考えてきました．

　すでに日本各地のいくつかの地域で先進的な取り組みが行われています．そのような事例を参考に，自分たちの地域でできることを一緒に考えていけたらいいと思います．

　「認知症の私と輝く大賞2016」[※7]に選ばれた先進的な取り組みの一部をご紹介します．

No.1　わんわんパトロール隊と矢巾町の皆さん（岩手県紫波郡矢巾町）：道に迷ったり行方

> **インフォーマルなサービス**
>
> ● **NPO 法人・ボランティアグループなどが行うサービス**
>   見守り支援・安否確認・宅食・外出の付き添い・話し相手など
>   宅老所（一泊二日などで高齢者の預かりを受ける医療保険・介護保険外サービス）
>   サロンや食事会（高齢者や地域の人が集まって，お茶や食事をしたりする場所）
>   　＊サービスは無料の場合も有料の場合もある
>
> ● **家族・友人・知人・同僚・地域の人などによるサービス**
>   家族や友人・知人による見守りや話し相手
>   ひとり暮らしの高齢者の家に，日曜だけ息子が訪ねてくる
>   近所の人が犬の散歩をしながら朝夕声をかけてくれる　　など

表 3-1　インフォーマルなサービス

不明になったりするお年寄りをサポートするためには，住民の参加が不可欠ということから生まれた活動で，具体的には，犬を散歩させている住民（隊員）が，道すがら困っている人を見つけたときに地域包括支援センターに連絡するというものです．同意が得られている認知症のお年寄りに関する情報はあらかじめ隊員に伝えられています．

No.2　丹野智文さんとパートナーの皆さん（**宮城県仙台市**）：39 歳で若年性アルツハイマー型認知症と診断された丹野智文さんが認知症になって大きな不安の中にいたときに，先に診断を受けて不安を乗り越えてきた認知症当事者の人に助けられた経験から「おれんじドア」を発足しました．ここは「当事者のためのもの忘れ総合相談窓口」として訪れた認知症の本人や家族が気兼ねなく話ができる場を提供しています．パートナーとは，先を歩く人でも後ろを歩く人でもない横にいる人のイメージだといいます．丹野智文さんはいいます．「認知症になっても何もできなくなるのではない．できることを奪わないでください．できないことだけを助けてください．」

※7　平成 27 年度老人保健事業推進費等補助金により行われた認知症の人の視点に立って認知症への社会の理解を深めるための普及啓発に関する調査研究事業．

中核症状と行動心理症状（BPSD）

　認知症の症状には，脳の機能が低下することによる中核症状と，生活や環境，周囲の人とのかかわりの中で起きてくる行動や心理の症状である行動心理症状（behavioral and psychological symptom of dementia: BPSD）があります．（ここにあげる BPSD を表現する言葉自体が，認知症への理解不足を示すものとして改めるべきという意見もあり，筆者もそれに賛同しますがここでは便宜的にそのまま使用します．）
　中核症状はこのすべてができなくなるということではなく，認知症のタイプによっても，

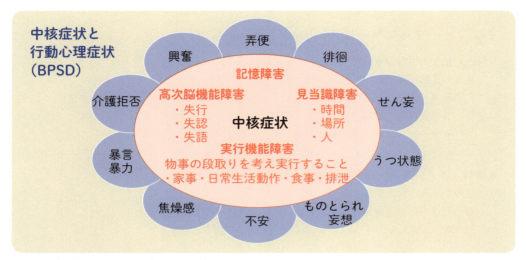

図3-1 中核症状と行動心理症状（BPSD）

個人によっても症状の現れ方に個別性が見られます．行動心理症状は認知症への理解がない環境では起こりやすく，以前は問題行動ともよばれていましたが，周りの人にとっての「問題」となる行動であると一方的に捉えるのではなく，認知症の本人が「周りの世界に適合しようと苦しみもがいている結果である」と考えられるようになり行動心理症状とよばれるようになりました[※8]．とはいっても，社会が認知症の人の症状を，このように理解できているかというとまだまだで，周囲の理解がないことが引き起こす症状も行動心理症状の中にはたくさんあります．

　療養の場が自宅か施設かによっても出現頻度が違うともいわれていますが，それはその行動への理解がある環境か否かということにもよるでしょう．実際に多くの認知症高齢者を高齢者ケア外来で診療されている平原佐斗司先生は，接し方や環境を変えるだけで改善するBPSDが31％で，重度のBPSDがあり入院を要するのは1％だと報告されています[※9]．

　ここでいう，改善できる接し方の例としては，排泄を失敗したときの例がわかりやすいでしょう．認知症になって今まで行っていたトイレの場所やトイレという言葉がわからなくなると，間に合わずに失敗することがあります．教えても忘れてしまったり，失敗したことも忘れてしまったりしますが，そのことを病気だと知らない家族が「ここでしたらダメでしょう．」と声をかけたとします．家族は叱ったつもりはなくても本人は「ひどく叱られた」と捉えてしまうことがあり，不快な記憶として残ります．この対応を，繰り返されると，認知症の本人はいつもいつも不快なことをいわれて行動心理症状が出やすくなり，例えば「介護への抵抗」「暴言」といわれる症状とみなされます．家族の声のかけ方を変えるとか，早めにトイレに誘導する，トイレに通じる通路をわかりやすくするなどの工夫によって，行動心理症状が起こりにくくなるというものです．

[※8] 平原佐斗司, 編著. 医療と看護の質を向上させる認知症ステージアプローチ入門. 東京: 中央法規出版; 2013. p.207.
[※9] 同書. p.210.

また，病院ではこのようなことも認知症の行動心理症状だと誤解されています．ある病院に入院している，大きな声で叫んでいる患者さんのベッドサイドに行ってみると，胃瘻から栄養を入れるために両手にミトン（手の自由が効かない手袋）をされていました．「こんにちは．どうしましたか？……この手袋が嫌なんですよね？」と声をかけたら，穏やかな表情でうんうんとうなずき，静かに話を聞いてくださったということがあり心を痛めました．この方が叫んでいたのは，ミトンをされていたからであって認知症だからではありません．しかし，病院は医療を行う場所なので，医療を優先するために本人が望まないことがなされているということは，現実にはたくさん起きています．ミトンをつけることは避けたいことですが，なぜそのような状況になっているのか，本質的な問題を考える必要があります．本人が望まない医療がなされているのだとしたら，その医療行為が本当に必要なのかどうかをもう一度考える必要があるでしょう．

認知症の患者さんは，医療行為の意味が理解できないと，「不快」だと感じる胃瘻の管や点滴の管を自分で引っ張って抜けてしまう結果治療が継続できないということになります．これに対して使用されているミトンやつなぎのパジャマは，患者さんの自由を奪っているわけで，これでは尊厳を大切にされているとはいえないでしょう．この状況ではどんな人も穏やかではいられないことは容易に想像がつくと思いますが，どんな環境にいれば穏やかに過ごせるのかというノウハウは，病院よりもむしろ緩和ケアの視点をもつ介護施設の方にあるのかもしれません．

認知症の人が「なぜ自分はこんな状態になってしまったのか」と感じる苦しみは，導入講座で紹介したがんの人のスピリチュアルペインと同じで解決が難しい苦しみです．その気持ちも，認知症が進行してくる中等度以降ではうまく自分の言葉で表出ができずもがき苦しんでいる結果が BPSD であるともいわれています．

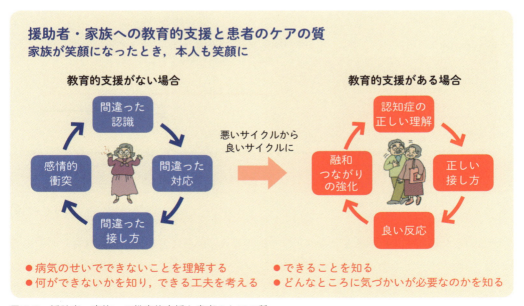

図 3-2　援助者・家族への教育的支援と患者のケアの質

さらに，ある調査で認知症の方とその配偶者のコミュニケーションが乏しいという結果が報告されました．そのことについて，アルツハイマー型認知症の当事者である佐藤雅彦さんは，「会話が少ないのは，話しても理解できないと勘違いして話さないのではないかと思います．理解に時間かかるだけで，ゆっくり話せばわかると思います．気持ちの行き違いがあり，冷たい関係になり，会話が楽しくなくなるのではないかと思います．」と教えてくださいました．

ちょっとした行き違いは，その人の行動ができないのは病気のせいで本人も苦しんでいるのだということを理解するだけでも改善される可能性があります．そして，少しの工夫をするだけで，できないと思っていたことができるようになり，一番近い場所にいる家族や援助者だからこそさまざまな創意工夫が可能で，かかわり方の工夫で認知症の方自身の感情も穏やかになり症状が落ち着いてくることがわかっています．

援助者は，忙しい日常の業務に追われがちですが，まずは認知症の本人の苦しい気持ちをゆっくりと聴くことから始めて，どのようなかかわりが本人を安心させることができて穏やかになることができるのかについて知り，それを家族と共有することができたら良いのではないでしょうか．少しずつこうしたことを実践している人や施設が増えていますが，もっともっと広まることを期待します．

┃ココが必要！インフォーマルサービスの充実

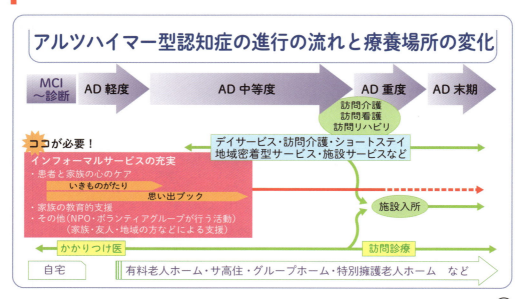

スライド⑲

いろいろな場面でスピリチュアルペインを抱える人がいることを知り，「〈暮らしの中の看取り〉準備講座」ではケアの空白の部分のインフォーマルサービスを充実させるために，専門職も一般市民も誰もが，すぐそばにいる苦しむ人の話しを「聴くこと」ができるようになることを目標としました．自分が，苦しんでいる人に理解してもらえたと思ってもらえるよ

うに聴くことは簡単なことではありません．第5章　ステップアップ講座〈4〉「聴く力」を養うで聴くための態度と理論，ディグニティセラピーを紹介しますが，「〈暮らしの中の看取り〉準備講座」ではディグニティセラピーを応用して，その人が今まで生きてきた人生のものがたりを語るイメージから「いきものがたり」とよび，回想法を応用した「思い出ブック」と併せて，認知症の本人や家族の尊厳を取り戻すケアのひとつとして実践する準備を始めています．

　どのような場や状況で認知症の本人やご家族に「いきものがたり」や「思い出ブック」を提案するかということはもっとも慎重に考えたい課題であり，そこには援助者側の自己満足や押し付けにならないような配慮が求められます．まずは，地域で援助者が集まったときに，あるいは地域の集会などで一般市民が集まったときに，認知症のあるなしは関係なく実践してみたいと思います．自分の言葉でしっかりと語れる時期に，自分の人生を振り返り，自分がどのように生きてきたのかを語り，形にしておくことは，その後，仮に認知症と診断されても，あるいは認知症が進行したとき，仮に自分の言葉で語れなくても，周りの人に自分のことを知ってもらう手段として役立つ可能性があります．グループワークとして「いきものがたり」を行った参加者からの感想を紹介します．

- 体験してみて，自分の人生を客観的に振り返ることができた
- 自分が聴いてもらうことで，自分の人生の意味や考え方を整理できた
- 聞き手の難しさは感じたが，聞いてもらう気持ち良さを体験できた
- 自分のことを周りの人に理解してもらえたと感じた
- 忘れかけていた自分の生きてきた道について思い出すことができた
- 聞くことは得意だと思っていたのに何かうまくいかなかった

健康で，特に大きな苦しみを抱えていると自覚していない私たちでさえ，このような思いがけない効果があることがわかりました．

思い出ブック

　「思い出ブック」は，写真を見ながら自分の人生を振り返り語る機会を提供するものです．アルツハイマー型認知症で認知機能が低下している状態でも古い記憶は保たれていることが多く，回想法により認知機能が改善することも報告されていますが，さらに不安感や孤独感が緩和されることも知られています．できあがったアルバムによって，アルツハイマー型認知症の中等度や重度の方でも，本人主導のコミュニケーションが醸成されているようだということが学会で報告されているため，コミュニケーションの空白の時期からアルツハイマー型認知症の重度までの幅広いケアとして効果が期待されます．

　認知症サポーター[※10]として活動する人の中にも，ことば数の少ない認知症の方とどうコミュニケーションをとって良いのかわからないという声もあり，そのようなときでも「思い出ブック」は何かしらのコミュニケーションのきっかけを作ってくれる可能性があります．目の前の人を認知症の人として見るのではなく，「これまでをこんな風に生きてきたひとり

> # 思い出ブック
> ## 認知症の方とのコミュニケーション
>
> - 認知症の本人とその配偶者の会話が少ないことが報告されている
> - 第三者が介入して，一緒に写真を見ながら人生を振り返る
> - 回想することによって孤独感や不安感が緩和される
> - 認知症中等度の方が，アルバムを見ながら人生を語る
> - 認知症重度の方が，アルバムを何度も何度もめくる
>
>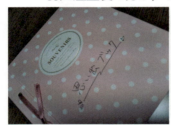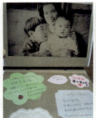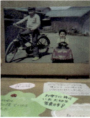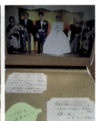

スライド⑳

の大切な人」として見ることができたとき，今までよりも援助者と本人の距離は縮まり，本人への関心が高まり，それをきっかけに家族の間での会話も増える可能性があります．

　それでは「思い出ブック」をグループで体験してみましょう．

①まず4～5人のグループを作ります．

②自分が生まれてから今までの写真で，特に思い出深いものを5枚選んで持参します．

③その1枚ずつについて思い出を語り，そのときのことについて聞き手が質問しながら，小さな紙にコメントを書いていきます．

④聞き手は1人でも3人でも構いません．メモ用紙にコメントを書いて，見開き1ページの片面に写真，もう片面にコメントを書いたメモを貼っていきます．

⑤これを5枚の写真について聞き手が1枚ずつ順番に話を聞いていくと，30分程度で1冊のアルバムが仕上がります．実際の認知症の方のケアでは，ゆっくり時間をとると良いでしょう．

※10　認知症サポーター　認知症に対する正しい知識と理解をもち，地域で認知症の人やその家族に対してできる範囲で手助けする「認知症サポーター」を全国で養成し，認知症高齢者などにやさしい地域づくりに取り組んでいる．認知症サポーター養成講座は，地域住民，金融機関やスーパーマーケットの従業員，小，中，高等学校の生徒などさまざまな方が受講．平成29年3月末の時点で認知症サポーターは合計8,829,946人．

参考文献：

① 平原佐斗司，編著．医療と看護の質を向上させる認知症ステージアプローチ入門　早期診断，BPSDの対応から緩和ケアまで．東京：中央法規出版；2013．

② 佐藤雅彦．認知症になった私が伝えたいこと．東京：大月書店；2014．

③ 樋口直美．私の脳で起こったこと　レビー小体型認知症からの復活．東京：ブックマン社；2015．

④ H.M. チョチノフ著．小森康永，奥野　光，訳．ディグニティセラピー　最後の言葉，最後の日々．京都：北大路書房；2013．

第4章 ステップアップ講座〈3〉

「食べること」の意味を知る

最期まで食を楽しむために

人生の最終段階　身体機能と食べること

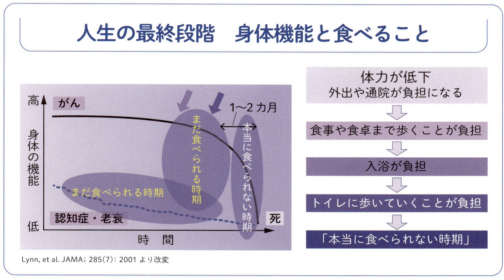

スライド㉑

　人が年老いて死を迎えるとき，誰もが動けなくなり食べられなくなります．食べる機能も意欲も失ったときです．しかしだからといって，この時期にできることが何もないわけではありません．この時期誰もが口腔内が乾燥してきます．日々のケアが不十分だと，少し触っただけでもひび割れて出血しやすくなります．この状態では痛みのため，さらに口腔ケアが本人にとって苦痛になるばかりでなく，乾燥により声も出なくなります．貴重な人生最期の時間に声が出ないと，ご家族や大切な人とのコミュニケーションの時間を奪ってしまうことになります．この時期，何も力になれないと思っているご家族にとっても，口腔ケアは大切な役割のひとつです．口腔ケアは口腔内の清潔を保ち，最期まで会話ができるために必要な尊厳にかかわる大切な意味をもちます．

　この，人生の最終段階での「本当に食べられない時期」よりも前の時期は，実は食べる意欲も，体力も残されている「まだ食べられる時期」です．しかしながら，この時期に食べられない人が非常に多いのです．このときいったい何が起こっているのでしょうか．

食べられないと思われている人たち

> ### 「食べられない」と思われている人たち
>
> - 誤嚥性肺炎で入院した高齢者
>   ➡「禁食」の間に食べる筋力が衰える．嚥下機能の低下以外の原因は？
> - 自分で食べられない
>   ➡ 認知症の中核症状（失認・失行）が理解されていない可能性
> - 食べ物を見ても口を開けない
>   ➡「食べると口の中が痛い」「食べたくない」「美味しくない」「食事に集中できない」
> - 食べても嘔吐してしまう
>   ➡ 食道や胃，腸に閉塞がある（消化管通過障害）
> - 食事を残す
>   ➡ 疲れてしまう，座っている姿勢が痛い，美味しくない
> - 胃瘻を造設された人
>   ➡ 一旦胃瘻を造設されたあとは経口摂取は無理？

スライド㉒

食べられないと思われている人たちには，スライド㉒に示すように色々な背景があります．

①**誤嚥性肺炎で入院する高齢者**：肺炎は平成23年に日本人の死因の第3位[※1]となり，肺炎で入院した患者の6割が誤嚥性肺炎であるといわれています[※2]．誤嚥性肺炎は高齢者が食事を誤嚥（誤って気管に流れこむこと）することが原因だと考えられてきたため，治療開始時にはいったん「禁食」になり抗菌薬の投与が行われますが，その後経口摂取を再開しても再び発熱を繰り返し，口から食べることの限界だと判断されることがしばしばあります．しかし，最近になって誤嚥性肺炎には食べ物の誤嚥だけではなく，口腔内に繁殖した細菌を含む唾液の不顕性誤嚥（夜中に眠っている間に少しずつおこる誤嚥）が関与することや[※3]，治療中の「禁食」の間に摂食嚥下にかかわる筋力も低下してしまうということ[※4]もわかってきました．こうした歯科医師や摂食嚥下障害看護認定看護師などの専門職の介入によって口から食べられるようになる人がいることが注目されていますが，専門職ではない日常のケアにあたる援助者が，口腔内細菌を増やさない正しい口腔ケアをすること，食事前に口の中の唾液や痰を十分に除去すること，食べるための正しい姿勢を調整するなどの知識を身につけることから，誤嚥しない工夫を始めてみることができそうです．そしてその結果，嚥下機能の低下が問題ではないことがわかれば，より早い段階で経口摂取を再開できる可能性があるのではないでしょうか．

②**自分で食べられない**：脳梗塞や脳出血の後遺症で麻痺がある場合や，認知症の中核症状である失行，失認などが原因の可能性があります．少し工夫をすると途中からでも自分で食

べられることがありますが，食べることを最初から最後まで介助されていることが多いのが現状です．➡スライド㉔，図4-4

③**食べ物を見ても口を開けない**：認知症の症状のひとつである周囲の音や人の動きが気になって食事に集中できない注意障害が原因であることもありますが，口内炎などがあって食べると口の中が痛い場合や，「食べたくない」「美味しくない」なども原因となる可能性があります．

④**食べても嘔吐してしまう**：食道や胃，小腸，大腸のどこかに通過障害がある可能性があります．こうしたことをきっかけにがんが発見されることがあります．➡スライド㉖

⑤**食べ物を残してしまう**：食事をする行為が疲れてしまう，座っている姿勢が痛みを伴っている，美味しくないなどが原因として考えられます．がんでも認知症でも起こります．

⑥**胃瘻を造設された人**：脳梗塞や脳出血を起こして食事が摂れない状態になった患者さんの多くに胃瘻を造設されますが，一旦胃瘻を造設されると経口摂取が再開できるかどうか再評価をするということは今まで考えられてきませんでした．しかし歯科医師や摂食嚥下障害看護認定看護師の尽力によって自分の口から食べたいという方が胃瘻造設後に訓練をして食べられるようになる可能性があることがわかってきました．

このように，ひとことで「食べられない」といってもさまざまな病態，あるいは原因が隠されているのだということを援助者は知ったうえで，何が原因なのかを考えていくことになります．

※1 平成23年人口動態統計．
※2 平成23年「摂食嚥下障害に係る調査研究事業」研究代表者 才藤栄一 藤田保健衛生大学医学部教授．
※3 米山武義，他．口腔ケアと誤嚥性肺炎予防．老年歯学．2001; 16: 3-13.
※4 Koyama T, et al. Early commencement of oral intake and physical function are associated with early hospital discharge with oral intake in hospitalized elderly individuals with pneumonia. J Am Geriatr Soc. 2015; 63: 1979-2226.

人生の最終段階の大切なとき「まだ食べられる時期」

スライド㉓に示すように，がんの場合，「まだ食べられる時期」はちょうど体力が低下して入浴も大変になったころです．それ以前に腸閉塞で食べられない状態になっている人もいますが，その状態の人も含めて食べる意欲，体力が残されている大切な時期です．

しかし，ちょうど食べられなくなる時期と体力が低下してくる時期が一致しているため，食べないから体力が低下してきたと捉えられがちです．そのため，元気になってほしいと願う家族は一生懸命食事に工夫を凝らし，食べることを勧めますが，これは家族としては当たり前の心情でしょう．そして患者さん自身も食べて元気になりたいという思いで，食べられ

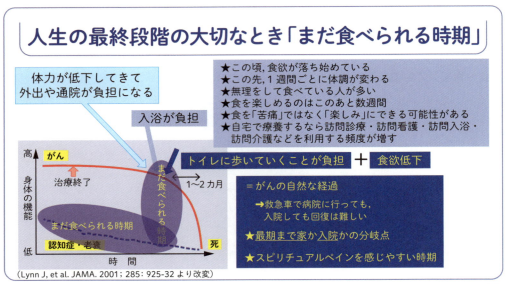

スライド㉓

ない状況でも一生懸命に，がんばって食べています．しかし，この状態が長く続くとどうでしょうか．患者さんの中には食事を見ることさえつらくなってしまう人がいます．

せっかく食事を楽しめる「まだ食べられる時期」に，食べることが苦痛になっている可能性があるのです．

また，この食べる体力が残っているこの時期に，医学的な理由で食べることを禁じられている人もたくさんいます．多くは腸閉塞と診断されている場合です．

この時期をどのように過ごそうとも，この数週間後には食べる意欲も体力も失ってしまいます．何とかこの「まだ食べられる時期」に食べること，あるいは食を楽しむことができるような工夫ができないでしょうか．➡スライド㉙～㉜

一方で，認知症の場合はもっと前の段階でまだ食べられる時期に食べられなくて困っている人がいます．次のスライドで考えてみましょう．

食べられない人の世界

普段意識することはないかもしれませんが，食べるという動作をひとつずつ確認してみましょう．スライド㉔の左には私たちが食べるときの動作をひとつずつ書き出してみました．このうちの，どのひとつが欠けても食べることができなくなるということに気づいていただけたでしょうか．実は，病院や介護施設で食事介助を受けている高齢者の中には，この中のたったひとつができないために食事介助をされているという認知症の方が少なくありません．

たとえば，食べ物を見ても食べ物に見えないとか，視力低下のために白い茶碗の中の米粒が見えづらい，嗅覚が低下してウナギのにおいがしないからウナギと認識できないということもあります．幻視がある人は，茶碗の中に虫がたくさんいるように見えることもあります．

食べられない人の世界

食べるということ	「食べられない人」の世界	
● 食べ物を見る ↓ ● 食べ物を認識する	…視力の低下（白い茶碗の中の米粒が見えない） …嗅覚の低下（ウナギの良いにおいがしない） …食べ物にみえない（虫がたくさんいるように見える）	失認 幻視
● 手（道具）を使って口に運ぶ ↓ ● 咀嚼し食塊形成する ● 食べ物を喉に送り込む ↓ ● 飲み込む	…食べる道具の使い方・動作がわからない 　食事中に食べていることを忘れる …食塊形成できない（ペチャペチャ，口角からこぼれる） …送り込まない（食物を口のなかにため込む） …むせる ➡ むせない ➡ 嚥下反射消失	失行

スライド㉔

　またスプーンなどの食具の使い方がわからないと，食べ物を口に運ぶことができませんが，本人がそう説明してくれるわけではないので，援助者は，ただ「いつも食事中に食器を床に落として困った人」という風に捉えてしまっていることもあります．集中力が続かない，食事中に食べていることを忘れてしまうということもそれだけで十分な食事が摂れない原因になります．

　そして，私たちは咀嚼することで無意識に口の中で食べものと唾液を混ぜて飲み込みやすい形に（食塊形成）していますが，これができないと，口の中でずっと食べ物をため込んでしまうことになります．さらに，食塊形成したものを喉の奥に送り込むということも舌の動きが悪く舌が口蓋を押す力が不足すると十分にできず，食べるという動作は完結しません．ここまでの障害は，認知症や脳梗塞のときに見られることの多い症状ですが，口腔内から咽頭に悪性腫瘍があることでも起こり得ます．さらにここまでの動作がすべてできたとしても，嚥下（喉頭蓋が気管に蓋をして食道に食べ物を送ること）機能が低下すると誤嚥や窒息の原因になります．

　このときに注意しなければならないのは，嚥下機能が低下した場合に必ずしもむせる（咳き込む）とは限らず，咳嗽反射が著明に低下していると全くむせることもなく誤嚥していることがあるということです．このような状況は，嚥下造影検査で確認できますが，検査をしなくても食べた後に痰が増える，血中酸素濃度が低下するということで判断します．

食べられない原因はいろいろなところにある①

　スライド㉔で示した食べ物を見て飲み込むところまでは，スライド㉕に示された①から⑤に該当します．医療においては，従来口の中のことはあまり注目されてきませんでしたが，

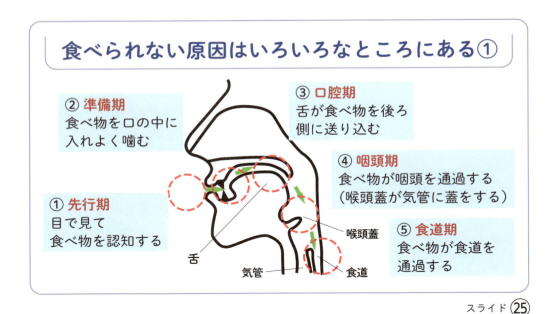

スライド㉕

　口の中が痛いといわれたときや，味覚がおかしいといわれたときには必ず口の中をのぞいて見るようにすると，食べられない原因がすぐ見つかることがあります．がんの方には口腔カンジダ症の人が多く，舌や口腔粘膜に白い苔のように真菌が付着しているのが見えれば診断がつきます．そのために味覚が変化し痛みや渇きを訴える方に治療薬を使用するとほとんどが2,3日でよくなって味覚が回復し，口の渇きも改善して食べられるようになります．このようなことはホスピスに入院する患者さんに高率に見られます．

　口は歯科，咽頭は耳鼻科または言語聴覚士が専門ですが，「食べられない」人がいたとき専門家は自分の専門領域だけを診るのではなく，その周辺領域でどんな問題が起こり得るのかも知ったうえで「自分のところに問題がなければ次はこの職種に調べてもらおう」という意識をもつことが必要だと思います．現場では，しばしば「（自分の専門領域には）異常ないから大丈夫」といわれ患者さんは路頭に迷うのです．誰か俯瞰的に診て必要な専門職につないでくれる人も必要です．

食べられない原因はいろいろなところにある②

　仮に口の中の機能や嚥下機能に問題がなくても，食べたものは咽頭を通過してそのあと，食道，胃，小腸，大腸を通過して肛門に達し排泄されます．このうちのどこか1カ所にでも完全に閉塞している場所があれば，嘔吐するようになります．

　食道から大腸までのどこかに内腔を閉塞するほどの大きな腫瘍があり完全に閉塞すると，排便はなくなり，食べていなくても嘔吐を繰り返すことになるため比較的診断は容易です．判断が難しいのは不完全な閉塞の状態の診断です．いくら画像検査をしても不完全な閉塞（狭窄）がどこにあるのかを正確に把握することは困難です．特に「腹膜播種」あるいは「がん

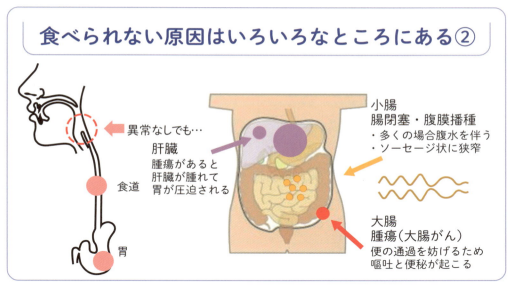

スライド㉖

性腹膜炎」という病名がある場合と，腹水を指摘されている場合は，たいていの場合複数の病変が小腸にありスライドに示したようなソーセージ状の狭窄部位がたくさんあることが多いです．このひとつひとつが関所となって，内容物の通過を妨げます．その結果，食後の腹部膨満感，食欲不振，嘔気，嘔吐が症状として現れます．

　がんの療養中において，このときの対応は，「食事を禁止すること」がよいのでしょうか．何か工夫をして食事を続けていく，あるいは食を楽しむことはできないのでしょうか．このような状況は，がんの療養中のすべての段階で起こり得ます．

口から食べることの意味　〜患者の視点・家族の視点〜

　人生の最終段階が近づいているとき，食べることに関連していろいろなことばが聞かれます．その人たちにとっての口から食べることの意味も捉え方がそれぞれに違っています．食べられなくなっている人をイメージしてみてください．

「食べたくない．」

「吐いても食べたい．」

「食べないと死んでしまう．だから点滴をしてほしい．」

「食べられないことは何ともないの．おなかもすかないから．」

「食べられなくなったら生きる意味がない．何もしないで自然に死にたい．」

　実際にホスピスで出会った患者さんの言葉ですが，どの言葉も切実です．同じように食べられない状態であっても，そこにはさまざまな思いがあることがわかります．このような場面で，私たちは援助者としてどうかかわることが求められるのでしょうか．人によってその状況で抱く思いがさまざまですから，ここでの対応はたったひとつの正解があるわけではな

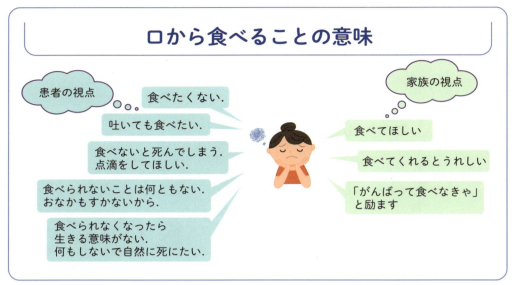

スライド㉗

く，その人に合った対応が求められます．
　一方で，ちょうど体力が低下してきている時期，少しでも元気になるために「食べてほしい」ですし，「食べてくれるとうれしい」し，時には「がんばって食べなきゃ」と励ましたりもします．

口から食べることの意味 〜患者と思いを共有する〜

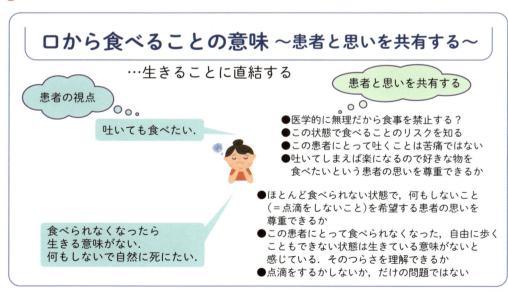

スライド㉘

　患者さんの中には「吐いても食べたい．」という人がいます．食べたら吐くということは，医学的に何らかの問題があるということです．しかし，目の前にいる人が，自分はまだ食べ

ることをあきらめられない，吐いてもいいから食べたいのよと訴えるように話してくれたとき，あなたは医学的に無理だからだめといえますか？

　もちろん，この状態で食べることのリスクは知っておく必要があります．でも，吐いても苦痛がない患者さんは，ひとしきり食べて，たとえその直後に全部嘔吐したとしても吐くことで楽になるので「あ〜美味しかった．」とご満悦です．吐いてしまえば楽だから好きな物を食べたいという患者さんの思いをあなたは尊重できるでしょうか？

　一方で，「食べられなくなったら生きる意味がない．何もしないで自然に死にたい．」という患者さんがいます．ほとんど食べられない状態で何もしないで，というのは栄養の点滴をしたりしないで過ごしたいという願いです．食べられなくなり，自由に歩けないこの状態は，生きている意味がないと感じているこの患者さんのつらさを私たち援助者は理解できるでしょうか．

　おそらくそれを聞いたご家族は，多くの人がそれでいいのかと思うでしょうし，点滴ぐらいしてほしいと思うかもしれません．その思いにも理解を示しつつ，患者さんの心の叫びに対してもご家族に理解してもらえるような声かけをしながら折り合いをつけていくというプロセスが必要になります．これは，点滴をするかしないか，それだけの問題ではありません．

「食べられない」理由を4つの苦痛からアプローチ

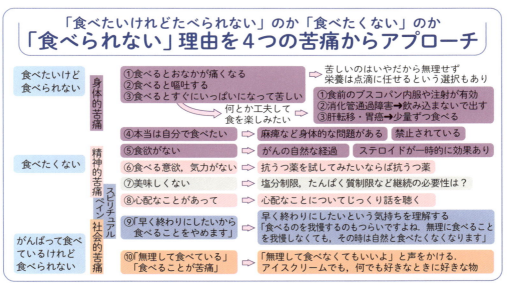

スライド㉙

　ひとことで「食べられない」といっても，食べたいけど食べられないのか，食べたくないのか，がんばって食べているけど食べられないのかによってアプローチが違ってきます．「食べられない」理由によっては医師が対応すべきこともありますが，医師でなくても誰でも対応できることもあります．その違いを区別しやすいように「食べられない」理由を4つの苦痛からアプローチしてみましょう．身体的苦痛と精神的苦痛の一部には薬剤が効果的なこ

とがあるので，医師の対応が必要ですが，その他は必ずしも医師が必要ではありません．じっくりと話しを聴いてくれる人さえいれば，食べられない状態でも食を楽しめる可能性が残されています．

「食べたいけど食べられない」人の中には，食べると身体的苦痛が出現する場合があり，その病態によって対応が分かれます．ここで，「苦しいことは嫌なので，無理をせず食べることはやめたい」と思う患者さんには，無理に食べるのではなく栄養は点滴に任せることを提案します．無理に食べたりしないで高カロリーの栄養を点滴することで長い月単位から年単位でがんばれる人がいます．一方で，「そう簡単には食べることをあきらめられない．何とか工夫して食べることを楽しみたい」という人もたくさんいます．

①**食べるとおなかが痛くなる**：「食べられない原因はいろいろなところにある②」のスライド㉖で示したように，消化管に狭窄のある場合は食事をした後に消化管が異常に活動することによって腹痛（疝痛）をきたしやすい状態になっています．このような場合でも，がんの痛みと判断されていて医療用麻薬を内服しても効果がない人が多いのですが，食前に腸管の動きを抑える薬剤を使用することで痛みを予防しながら食べることが可能です．たくさんの量が食べられるわけではないので，痛みなく食事を楽しめることが目的です．

　ホスピスでは，これまで痛みのために食べることをあきらめていたり，死が迫っていると恐怖を感じたりしていた多くの患者さんが，この方法で数週間から数カ月食べることを楽しめたという例を，多く経験しています．

②**食べると嘔吐する**：この場合には消化管が閉塞している可能性があり，通常は治療のためにしばらく「食べることは禁止」になります．しかし，どんなに画像検査で腸閉塞の所見があっても，完全に閉塞していることの診断は難しく，あまり時間的な余裕のない終末期の患者さんの「食べたい」という気持ちを尊重すると，嘔吐しない程度の量を少しずつ食べる，腸管の狭いところを通過しやすい食事形態に変えるなどの工夫をして，少しでも食を楽しむことは可能です．さらに，もう少し考え方を変えて，口の中で噛んで味わったら外に吐き出すということができれば何でも楽しめます．そこまでして食べなくてもよいと考える方もありますが，このように味わうことを数カ月間楽しみながら，ご家族に食べたいものをリクエストしてとても良い時間を過ごされた患者さんはたくさんいます．あるご家族は「以前は嘔気があってつらそうで，目の前でコーヒーを飲むこともできなかったのに夢のようだ．」とこの状態を見ておっしゃいました．

③**食べるとすぐにいっぱいになって苦しい**といわれる患者さんは，肝転移で肝臓が腫大している場合や胃の中にある腫瘍によって胃が押さえつけられたような状態で胃の容量が小さくなっていることが多いです．この場合には，一度にたくさん食べないようにして，食事回数を増やすなど，食べ方を工夫をすることで食事を継続することが可能です．

④**本当は自分で食べたいのに食べられない**場合の中には，麻痺があって食べることができない場合や，上記の①〜③のような腸閉塞を思わせる病態において，食べる意欲があるにもかかわらず医学的判断で食べることを禁じられている場合も含まれます．麻痺があっても，少しの姿勢の工夫や食具の工夫で自分で食べられる場合があることや，医学的な判断で食べられないと思っている人が工夫をすれば食べられる，または食を楽しめる可能性があることについては知っておきたいと思います．

⑤**食欲がない**場合，がんの進行による自然な経過だとしたら，場合によっては少量のステロイドを内服することで食欲が回復することがあります．筆者は，血糖のコントロールが難しい糖尿病の場合と，もともと胃十二指腸潰瘍がある場合，通過障害があるのに食欲が出ることでかえって患者さんがつらい思いをする可能性が高いケース以外はおおむねステロイドの処方を提案します．そのうえで患者さんが希望されたら開始し，1週間続けて効果が出なければ中止しています．一時的ですが，かなりの割合で数週間ほど食事を楽しめる人がいると実感しています．

⑥**美味しくない**から食べられない，食べる量が少ないということは実際にはあります．ところが塩分制限や，たんぱく制限などをやめることで食事を美味しく食べられるようになることがあります．これまで高血圧で減塩食を食べていた人，あるいは糖尿病でカロリー制限をしてきた人が，食欲が低下したときにもなお治療食を継続する必要があるでしょうか．治療食を継続して食事量が減るよりも，普通の食事をして美味しく食べられること，そして家族と食を楽しむ時間がもてることがこの時期にはとても貴重になります．

⑦**食べる意欲がない・気力がない**場合，精神的な苦痛と深く関与している場合には，時には抗うつ剤で気持ちが楽になって食べられるということもあります．これは患者さんが抗うつ剤を試してみたいといわれたときに処方しています．これと区別は難しいですが．

⑧**心配なことがあって**食べたくないといわれたら，一歩踏み込んで，その心配なことについてじっくりとお話しを聴ける援助者でありたいものです．

⑨**早く終わりにしたいから食べることをやめます**といわれたら，援助者として何ができるのでしょうか．こんなことをいわれて，動揺しないでいられる援助者はそう多くないと思います．しかし，まずは目の前にいる人が，早く終わりにしたいという気持ちでいること，それくらいつらい思いをしているということに理解を示したいところです．そして，現実的に食べることを我慢すること自体も苦しいですから，私はこのようにお話ししてみました．
「今の状態が長く続くのはつらい，そういうことなんですよね？……
食べるのを我慢することは，つらくないですか？…きっと，おなかがすきますね．

無理に食べることを我慢しなくても，自然に食べたくないと思うときが来るものです．」

⑩ **「無理して食べている」「食べることが苦痛」** という患者さんは意外と多いものです．特に，体力が低下してくるこの時期，食べないから弱っていると考えられがちです．食べると元気になれると考えて自分でもがんばって食べてきた人，周囲からもがんばれといわれて食べてきた人に多いのが，「もう食べ物を見るのも嫌」という気持ちです．そんなとき，「無理してなくていい」といわれるととても気持ちが楽になります．「見るのも嫌」というときに一時的に食事をやめてみるとか，「アイスクリームでも，なんでも好きなときに好きな物を食べる」ということにすると，数日後には何か食べたいという気持ちになって，結果的に食べられる量が増えるということをしばしば経験しています．そういう状況の人かどうかを判断するには，「もしかして，がんばって食べていますか？」と聞いてみます．「そうなんです．がんばって食べてきましたが，食べられなくて，もう見るのもつらいんです．」とおっしゃるようならば，ここに紹介したように声をかけてみてください．

　食事が食べられなくなると点滴を希望する人が多いですが，腕からの（末梢）点滴で得られる栄養は水分 500mL と多くて 200 キロカロリー分の糖分と少しのビタミンと塩分です．もしもアイスクリーム 1 個を食べれば同等の糖分だけではなくたんぱく質や脂質も摂取できます．さらにお茶や水分がコップ 2 杯程度摂れていれば点滴は不要と考えることができます．また，足に強い浮腫がある場合や，腹水や胸水がある場合には，点滴を開始することによってそれらに伴う苦痛を増してしまう可能性があるので点滴を控えることにもメリットがあります．こうしたメリット・デメリットを考え，患者さんとご家族の思いを勘案して決めていくプロセスを大切にしたいものです．

　ここにあげた①〜⑩の「食べられない」状態へのアプローチの中で，医学的な判断が必要になるのは①〜⑥で，主治医が積極的にかかわることが求められます．
　その他の⑦〜⑩については，医師ではなくても，一番そばにいる誰もが力になれます．求められているのはその人の話しをじっくりと聴いてくれる人です．「傾聴する」と簡単に使われる言葉ですが，聴くことも実はとても難しいことです．どんな聴き方をすれば相手の苦しみを理解できるのか，それについては第 5 章ステップアップ講座〈4〉「聴く力」を養うのパートでお話ししましょう．

口から食べることの意味 〜がんの場合〜

　がんの最終段階において食欲が低下してくると，その先には，週単位で体力が低下して「本当に食べられない時期」が待っています．しかし，その前の「まだ食べられる大切な時期」に食べることが苦痛になっていたり，逆に，医学的に無理だからと食事を止められていたりすることもあります．まだぎりぎり食を楽しめるこの時期に，何とか食を楽しめるような工夫やかかわりができたら，それは患者さんにとっても家族にとっても貴重な時間になります．

口から食べることの意味〜がんの場合

がんの場合
食事を楽しめる時間は限られている

- 週単位で体力が低下してくる
- 食べたいという気力もなくなる
- 無理をして食べていることが多い

- 「無理して食べなくていい」と いわれると気持ちが楽になる

- 食べることを楽しめるような工夫
- 食べたいものを　食べたいときに
- アイスクリームマジック✨

家族ができること
- 無理に勧めない＝結果的に食べられるようになる！
- 食事にこだわらず，本人が食べたいというものを調達
- 介護をしたいのであれば，介護休業を検討する
  （ハローワークに申請すると補助あり）
- 期間限定の介護休暇でもよい
- この時期が最もやりがいがある

チームができること
- 本人，家族が大切にしたいことを共有
- 自分の価値観を押し付けない
- 食事をやめることの葛藤は患者にも家族にもある
- 医学的な判断で食事を禁止しない
  「死ぬまで食べられない」「食べられないまま最期を迎える」
- 多職種で得意分野を生かして連携する

スライド㉚

家族にとっても，「今はまだ食事を楽しむ余裕がある時期」であることを知ることは意味があります．どうしたら患者さんが食を楽しむことができるかということを一緒に考え，この先に数週間でも一緒に食を楽しむことができたら，こんな風にできて良かったという記憶が家族の中に残ります．

　援助者は，家族の立場では，食べて元気になってほしいという気持ちは当然のことであることに理解を示しつつ，今何ができるのかを一緒に考えていきたいものです．介護をしたいと考えているご家族にとっては，この時期が最も介護のやりがいがあるかもしれません．期間限定でも良いので介護休業制度を利用して無理なく介護ができるような提案もしてみましょう．そのような制度を利用すればもっと介護ができるという人は多いはずです．

　一方で，援助者の立場でも，この状況で食に対する考え方はさまざまです．しかし自分の考えはひとまず横に置いて，食べることに対する患者さんの気持ちと家族の気持ち，大切にしたいことを援助者として共有したいものです．特に医療介護施設で働く援助者は，ついつい安全管理を優先しがちです．しかし，安全を優先して，医学的な判断だけで食事を禁止するということは，このまま食べないで最期を迎えることに繋がるのだということ，食べることをあきらめるのには患者さんも家族も相当の葛藤があるのだということを頭の片隅に留めておきたいと思います．

コラム7 ハーゲンダッツの銀色のスプーン　60代男性　Mさん　胃がん

　今日入院してきた60代の男性は，食欲がなく，食べ物を見るのも嫌になっていました．自宅では食べられない日々が続き，でも，がんばって食べてきました．1日3食の食事のたびに，目の前に運ばれるお膳，お皿に入った食事を見てはため息がでます．
　「さぁ，食べましょう．食べなきゃ元気になれないわよ．」と，ため息をうち消すように聞こえるのはいつもの声です．少しでも食べたら元気になるかもしれない．そう思う家族の気持ちはもっともで，とても理解できます．最近食べないから体力がなくなってしまった．食べたら元気になれるのではないか．そう思ってMさんもがんばってきました．
　「わかっているんだよ．俺だって食べたいさ，食べられるものなら．でもダメなんだよ．」そう小さくつぶやくMさんは痩せてきていました．トイレに歩いていくのもやっとでした．
　入院されると，まず最初に食事について相談します．
　「お食事，食べられないようですけど，病院のお食事はどうしましょうか．どんなものなら食べたい気持ちになるでしょうか．おかゆにしてみましょうか．」
　「いやぁ，先生．もう見るのも嫌になりました．」
　Mさんにとっては，いつの間にか食べることは楽しみではなく苦痛になっていました．
　「がんばって食べていたんですね．今までは．」
　「はい，そうなんです．家族も一生懸命に作ってくれるし，何とか食べなきゃと思って自分でもがんばってきました．でも，……もう見るのも嫌になりました．」
　こんなとき，私たちはこんな風にお話しします．
　「Mさん，今までがんばって食べてきたんですね．そして見るのも嫌になったのですね．それなら，無理して食べなくていいですよ．ごはんとかおかずというように食事にこだわらないで，アイスクリームとかのど越しの良いもの，楽に食べられるもので良いですよ．」
　「本当ですか？」
　Mさんは目をキラキラさせて嬉しそうにいいました．
　「アイスクリームなら食べられるんですよ．」
　Mさんはとても気持ちが楽になった様子でした．その後Mさんは，食事はほとんど受け付けませんでしたが，ハーゲンダッツのアイスクリームはたくさん食べて，数週間後に永遠の眠りにつきました．もうそれくらいがんが進行していたのです．
　それから数カ月して，Mさんのご家族から小さな荷物が届きました．その包みを開けて，私の脳裏にMさんのあのときの嬉しそうな顔が蘇ってきました．その小さな包みに入っていたのは，銀色の金属製のスプーンです．私たちがハーゲンダッツのアイスクリームを買ったときについてくるあの木のスプーンのレプリカです．Mさん，よほど嬉しかったのでしょうね．もったいなくて使えないでいるそのスプーンは，がんの終末期の食べることの意味について皆さんと考えるときにいつもご紹介しています．

「食べられない」ある女性との会話

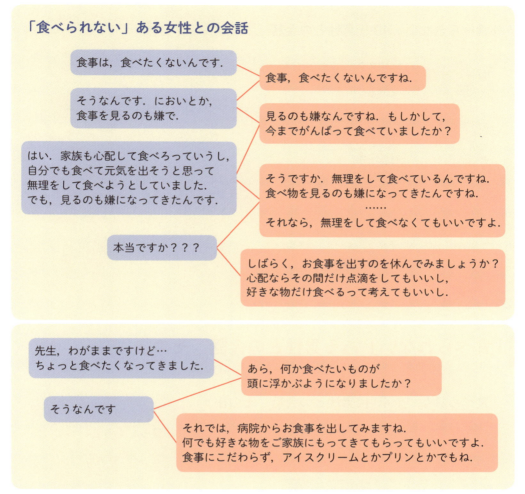

図 4-1　がんばって食べることをやめてみたら…

　食べるのがつらいと感じている人に「食べないと元気になれないよ」と説得するのではなく，説得したい気持ちを少しわきにおいて，相手のつらい気持ちに目を向けてみましょう．「無理をして食べているのなら，無理はしないで，たとえば，食べることを少しお休みしてみることはどうですか？」と問いかけてみます．がんばって食べてつらくなっている人は，「そういってもらえると気持ちが楽になった．」といわれます．

　それだけで数日後にまた食べたい気持ちになるのだとしたら，それはまだ食べることを楽しむ余力がある時期と考えて良いのです．食べるのがつらくて食べられない状態が，短い時間でも食べることが楽しみに変わる可能性があります．この時間をもつことの意味は大きいでしょう．

「食べられない」ある男性との会話

「食べられない」40代男性との会話

- 自分でトライアルしてみたくて．何が食べられて何がダメなのか．
  - → いろいろと試してみているわけですね．
- はい．なしとメロンなら，口の中で噛んで味わって，あとが楽なんです．柑橘類のジュースは，上がってくるものが喉を刺激してダメですね．
  - → なるほど．柑橘類は良くないんですね．こうやって，嘔吐を繰り返していることはつらくないですか？
- 通りが悪いから飲めば吐くのは理解しています．それでも管を入れないことは私の選択ですから．嘔吐を繰り返すのは仕方がないです．

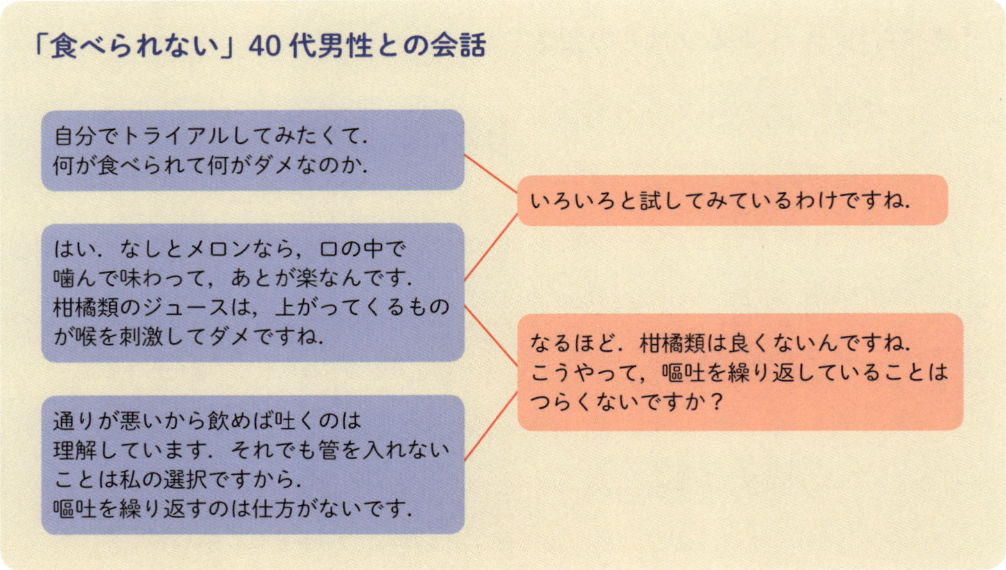

図4-2 腸閉塞でも，吐いてもがんばりたい時期

「食べられない」ある男性との会話 その後

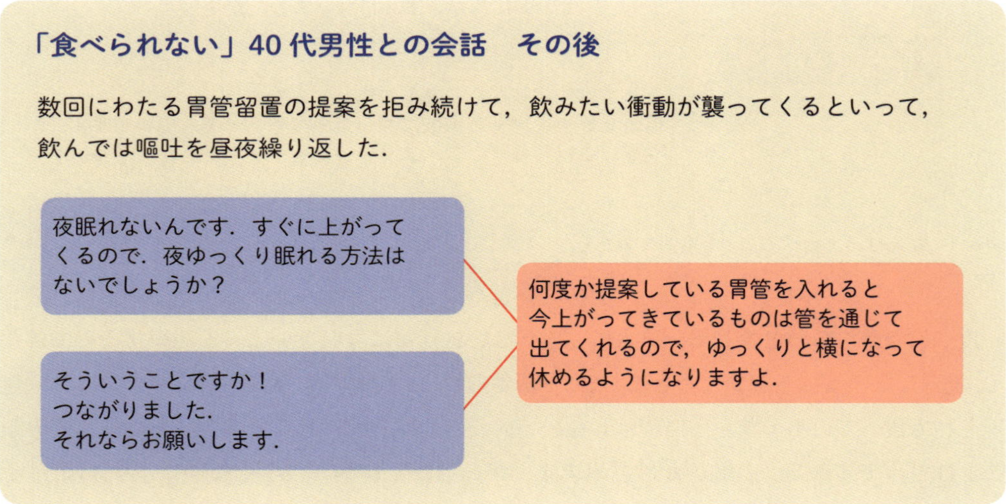

「食べられない」40代男性との会話 その後

数回にわたる胃管留置の提案を拒み続けて，飲みたい衝動が襲ってくるといって，飲んでは嘔吐を昼夜繰り返した．

- 夜眠れないんです．すぐに上がってくるので．夜ゆっくり眠れる方法はないでしょうか？
  - → 何度か提案している胃管を入れると今上がってきているものは管を通じて出てくれるので，ゆっくりと横になって休めるようになりますよ．
- そういうことですか！つながりました．それならお願いします．

図4-3 胃管を入れることに納得できた瞬間

　また医療現場で「腸閉塞だから胃管を入れましょう．」と無条件に勧めるのではなく，本人が「今のままではつらいので胃管を入れた方が良い」と納得するまで待つということはとても大切なことなのです．嘔吐して窒息する心配はないか，食べることで腹部症状が悪化していないかという点には注意を払いつつ，許される範囲で待ってみます．先を見据えて次の

一手を頭に入れつつ，でも今目の前にいる人の気持ちを大切にして「待てる」のは，理念を共有できるチームだからです．無理に説得するのではなく，納得して治療を受けることの意味を理解していたからです．この男性は，高カロリー輸液により栄養の心配はなかったのですが，食べたい，飲みたいと気持ちをどうしてもあきらめられず，何とかうまくいく方法を自分なりに模索していました．そして，夜ゆっくりとベッドで休むために胃管を入れる選択をされたのでした．今まで急性期病院で治療を受けてきましたが，ホスピスにきてこんなにもまだいろいろな提案をしてもらえるとは思っていなかったと，是非このエピソードを紹介してほしいといって永眠されました．

危ないから経口摂取をやめることは簡単でもそれでよいのか？

「今一番つらいのは　口が乾いていること」

いろんな人が会いに来てくれるのに，言葉がうまく話せなくて伝わらないから

前医で：
「食べたら腸につまって
吐くと苦しいから氷だけにしよう」

まだ一度も吐いたことがないのに
吐くことを恐れ，水分を控えていた

残された時間，家族と友人ともっと
話しがしたい
「ただ死を待っているだけだ．」

そこで
・口の渇きはもう少し水分が取れたら緩和できる．
・もしかしたら，少し飲めるかもしれない．
・痛みが出たり，吐いたりしたらまた考えましょう．
・口の中で味わって出すことは今すぐでも大丈夫です．
・口の渇きをいやすために口腔ケアをしっかりしましょう．

吐くことはなく，少しずつ飲み物やアイスクリームを楽しみました．

たくさん家族や友人と話をすることができました．
「ただ，死を待っているだけだ」という気持ちから，
「きちんと伝えておかなきゃ」という気持ちになり
亡くなったときに着る洋服や葬儀について家族と
話し合うことができました．

スライド㉛

　医学的な判断で「飲食を禁止する」というのは医療の現場でよくあることです．しかし，ここまでお話ししてきたように，今食べることを禁止することはその人が死ぬまで食べられないということになるということを，援助者として改めて意識したいと思います．

　そして，そんな重大なことを医師だけの判断で決めてはいけないと筆者は考えています．ここでお伝えしたいことは，治らないのだから吐いても食べたら良いではないか，ということとは違います．このつらい状況を続けても治らないのなら，どんな風に過ごしたいかということをきちんと患者さんと相談するべきだということです．

　「医学的に無理だから食べてはいけない」といわれて，それがつらくてもがんばれるのは治るという希望があるからです．しかし，もし治ることが難しいのだとしたら，もう一度好物の○○が食べたいという気持ちになる人もいるでしょう．仮に食べられないとしても，何かできることはないのか相談にのってほしいところです．

特に腸閉塞でも，経口摂取が全くできない状態から，少量ずつ気をつけながら食べれば嘔吐しない状態でいられるまでの範囲をグレーゾーンとすると，このグレーゾーンはかなり広いことを実感しています．
　その状況下で，「口の渇き」は終末期にほぼ100％の方が経験するつらい症状です．この患者さんのエピソードは導入講座でもご紹介しましたが，ここでは食事を医学的な理由で禁止された状況下でもどうにか食を楽しめないか，という発想でどんなアプローチができるのかという一例としてご紹介しています．
　医師がきちんと食べられない理由を見極め，どんなことができるのかをひとつひとつ試していくという姿勢は，もはや治すためではなく，苦痛を緩和するためという緩和ケアの基本的な考え方によるものです．安全のために食べないことは簡単です．しかし，それは決して患者さんにとっては幸せなことではありません．

がんによる腸閉塞のときの考え方

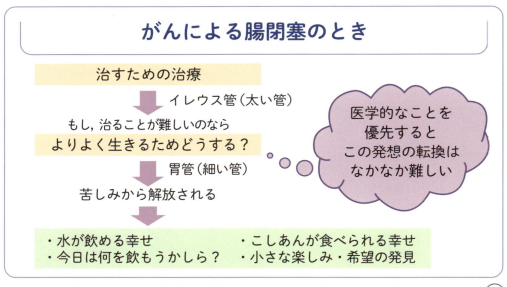

スライド㉜

　がんが腹膜やリンパ節に転移して腸閉塞の状態になることは，消化管以外のがんの場合でもしばしばあり，腸閉塞に対しては，治療のために小指ほどの太さのあるイレウス管という管を鼻から入れて治療することがあります．胃管と違うのは，イレウス管は胃の先の十二指腸を超えて小腸の先まで管の先端が進んでいくので，胃の中だけではなく小腸にもたまっている消化液や食べたり飲んだりしてたまったものを管から体外に排出してくれ，その結果パンパンに張っていたおなかが楽になり，嘔吐することもなくなります．
　しかしながら，この小指の太さほどの管が時として患者さんを苦しめていることがあります．おなかの張りが取れて嘔気，嘔吐がなくなったとしても，頭の向きを変えるたびにこの太い管が喉を刺激し，痛みや不快感を生じます．看護師が毎日鼻の管を固定しているテープ

を張り替えるたびに刺激となって苦痛を感じます．その上，この管が入っている限り「水は1滴も飲んではいけない」といわれます．

　このつらい治療も，この病気が治るのなら，あるいは腸閉塞が治るのなら耐えることができるかもしれません．しかし，もし治ることが難しいのであれば，このつらい治療に耐えるのではなく，よりよく今を生きるために何かできることはないでしょうか．

　もしこの太い管が，細い胃管に交換できたら，強い苦痛から解放されるだけではなく，少しの水分を飲むことも可能になります．水が飲めることに幸せを感じ，ほんの少しのこしあんが食べられることを幸せだと喜び，今日は何を飲もうかしら？　と，この状況でもなお，希望や小さな楽しみが見いだせるのです．

　ある患者さんが私のところに来られたのは，
「神様は，私が耐えられない苦痛をお与えになることはないはず…．でも，もう限界」そう思い始めた頃でした．
「今，一番つらいのはどんなことですか？」という私の問いに，管を指さし，
「この管が頭を動かすだけでのどを刺激してつらい．この管をどうにかしてほしい．」
そうおっしゃいました．このイレウス管を入れて，おなかの張りはとれたのだそうです．通常，イレウス管を入れた後に抜くというのは，がん性腹膜炎であれば少し躊躇してしまいます．しかし，イレウス管を安全に抜くことができたら，イレウス管よりも細い胃管に入れ変えることで管による苦痛は緩和されるかもしれません．患者さんにおなかの張りが少し出てくるかもしれないけど，それでも一度試してみたいと思うか聞いてみたところ，是非すぐにでもやってみてほしいということでした．

　レントゲン室に行き，透視を見ながらイレウス管をゆっくりと引っ張ると思いのほか楽に抜くことができました．そしてイレウス管よりもはるかに細い胃管を胃の中まで入れて固定しました．患者さんはようやくあの苦痛から解放され，「先生は神様だわ！」と喜びを表現されました．それほどイレウス管の苦痛が強かったのでしょう．胃管は胃の中に留置してあり，先端には穴が開いているのでお水を飲んでも胃管を通じて体外に出てきます．自由に食べられない，がんは治らないどうにもならない状況の中でも，水を飲むことに幸せを感じ，小さな希望を見いだすことができるのです．残された時間がたとえ短くても，こうして過ごすことの意味は本人にとってもご家族にとっても大きいものです．好物のCCレモンを買ってくるようにご家族に甘える姿や，ボランティアさんが作ってくれたくずもちの餡をうまい！と言って食べる姿はケアする私たちの脳裏に焼きついています．この素敵な時間を過ごして1カ月後に天に召されました．

　胃管を留置して経口摂取を楽しむことは，本来の医学の目的（治すためにどうするべきかということ）からは外れています．しかし，何度も繰り返しているように，治ることが難しい状況の中で正解はありません．より良く生きるためにその人が何を望むのか，それを医学的には無理な状況の中でも，リスクを共有したうえで危険だからダメではなく，どんなことが起こり得るかを予測しながら慎重に見守れる存在でありたいと思います．

口から食べることの意味
～患者・家族の視点と医療介護職の視点～

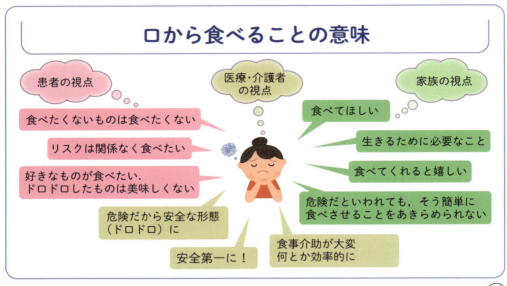

スライド㉝

　口から食べられない人は，意思表示ができる人できない人，さまざまですが，仮に意思表示ができなくても，食への思いはスライド㉝にあげたようなことが考えられます．そして，仮に人生の最終段階に差しかかっていても，食べてほしいという家族の気持ちは当たり前の感情で，そう簡単に食べることをあきらめることはできません．一方で，医療介護の現場では安全を最優先にして考えると，患者や家族の視点を忘れてしまいがちです．

　さて，スライド㉒～㉖（→ p.72～）で示したように，食べられない原因はいろいろなところにあることがわかりました．ここで食べられない人の状態をもう一度整理してみましょ

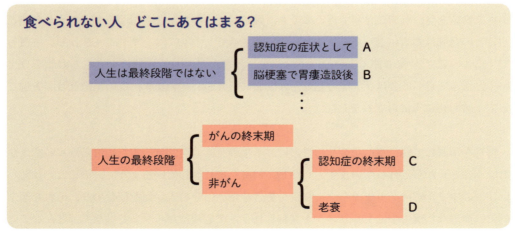

図 4-4　食べられない人　いろいろな状況があり得る

う，食べられない人を見たときに，人生の最終段階なのか否かで対応が変わってくるからです．

自分で食べられない理由が認知症の症状のひとつの場合（A）や，脳梗塞や脳出血後，胃瘻を造設した状態である場合（B）は必ずしも人生の最終段階にあるわけではなく，場合によっては自分で食べられるようになる可能性があります．

いずれの場合も，姿勢の調整やテーブルの高さの調整で食器の中が見えるようにしたり，食器が滑って動かないような工夫をしたりすることは重要です．

（A）の場合，食具の使い方がわからない（失行）場合は，食事の最初に手を添えて食具を使って食べる動作を数回手伝うだけで，そのあとはひとりで食事ができることがあります．食事を目の前にしても食事を開始できない場合は，食べ物という認識ができていない（失認）場合や食具の使い方がわからない場合が考えられますが，テーブルの対面に座った人が食べる動作を見ながら，それと同じ動作をすることによって自分で食べられることがあります．

集中力が続かず周りの音や人の動きが気になって食べることに意識が向かない注意障害の場合は，食べ物に意識が向く環境作りから始めてみます．仮に途中で注意が周囲に向いてもその行動を阻止することなく少し一緒に行動してみることでまた食事が再開できることもあります．その人の行動を否定しないかかわりが大切です．

幻視が原因で食事が開始できないこともあります．例えばお茶碗の中にたくさん虫がいるように見えると，食べる行動は止まってしまいます．このときには，何かおかしなものが見えている？ と聞いてみてそれを触ってみたり，こちらが食べて見せたりして幻視が消える工夫をすると食事が開始できることがあります．

医療介護の現場では，多くの食事介助に追われていてゆっくりとひとりひとりの食べられない理由が把握されていないのが現状です．しかしこのように，認知症の人がなぜ食事が食べられないのかを十分に把握し，その人のできていることとできていないことを見極めることができれば，本当は自分で食べられる人がいるのではないでしょうか．

「はつかいち暮らしと看取りのサポーター」は，このように医療や介護の忙しい現場で，その人ができていることを見つける役割りを担う「食支援サポーター」として活動ができるよう，摂食嚥下障害や食支援についての学習を続けています．

（B）のように一旦胃瘻を造設された人が，再度口から食べられるかどうかを評価するということはほとんど行われてきませんでした．しかし，本人が口から食べることを希望した場合，摂食嚥下訓練を行った後に食べられるようになる人がかなりいることが歯科医師や摂食嚥下障害看護認定看護師などの尽力によってわかってきました．これには本人の意欲と再評価して訓練ができる専門家（歯科医師または耳鼻科医，摂食嚥下障害看護認定看護師，言語聴覚士，管理栄養士，歯科衛生士など）の協力が必要ですが胃瘻栄養を受けている人にとっては大きな希望につながるでしょう．

このような食支援については歯科医師や摂食嚥下障害看護認定看護師を中心に広がっているのでそちらに譲り[※5]，ここでは人生の最終段階にある，認知症の重度から末期（C）や老衰（D）の場合の食べることの意味を考えてみたいと思います．

人生の最終段階に向けて身体機能が低下している高齢者の食べることについて問題になるのは，スライド㉑（→p.71），スライド㉓（→p.74）で示した，「まだ食べられる時期」の後半から「本当に食べられない時期」に差しかかるあたりの場合です．意思表示が十分にできないためにこの段階で食べることをどうするか，このときにどんな医療を受けるかということについて家族と医療介護職の間で相談していくことになります．ただ，言葉で十分な説明ができない状況であっても，食べたいものと嫌なものがはっきりしていることはよくあります．そばでいつも食事を介助している家族や介護士がよく知っています．認知機能の低下があると，自分の嚥下の状態を理解して食べること，出された食事をまんべんなく食べること，自分で食事を食べない理由を説明することは難しくなっていたりします．しかし，本当は伝えたいのにゆっくり話を聞いてもらえないということもあるかも知れません．

　これからの食事をどうしていくかを考えるにあたっては，①まずは食べる機能に関しての評価をして「本当に食べられない時期」に入っているのかどうかを判断すること，②本人の食べることに対する気持ちは「食べたい」なのか，「食べたくない」なのかを本人の様子から家族と介護者がどう感じているのかをよく話し合ってみましょう．

　仮に，医学的に食べることがかなり厳しいとしても，医療介護側から一方的に禁止してしまうのではなく，どんな方法なら本人も家族も気持ちの折り合いがつくのかということを医療介護側が一緒に考えることが大切です．嚥下がうまくできない人が固形物を食べることの問題は窒息です．窒息を避けるための準備はしたうえで，例えば好物のお饅頭の中の餡だけを少し味わうとか，好物の果物をつぶして果汁でゼリーを作るとか，シャーベットにするとか，何か工夫をして「食べたい」気持ちを少しでも満たすことができるように考えたいものです．医療や介護の現場ではこのような話し合いが何度も行われることになります．

　ここで，2つのエピソードをご紹介します．現場では食事が減ってきていたためにそろそろお看取りに入ると思っていたKさんと，食事として口から食べることをやめることになったGさんです．

　Kさんは最近食事量が減って，ベッドで眠っていることが増えているということでした．そろそろご家族にお看取りが近いことをお話ししようということで，ベッドサイドにKさんを訪ねてみました．Kさんは眠っていましたが，声をかけると目を開けてこちらの挨拶に応じてくださいました．そしてお話をするうちに，故郷の歌を歌って聞かせてくれました．良く聞くと食事はほとんど摂っていないけれども，内服薬はきちんと飲めていました．声もしっかり出ています．この方は，特別な検査は行いませんでしたが食事をペーストからゼリー，軟菜へと少しずつ変更してみたところ，出された食事がきちんと食べられていました．このように，<u>食事量が減っていても，今まで飲んでいた錠剤をむせることなく飲めていて，大きな声で会話をしたり歌を歌うことができる人</u>は，食事形態をペーストからゼリーや軟菜の方向に見直せる可能性があります．嚥下機能以外に問題があるのではないかを再評価するチャンスです．

ある介護施設に入所しているGさんは，最近食事摂取量が減ってきていました．Gさんは，食事を口に入れると飲み込んでくれますが，しばらく続けると口を固く閉じてもういらないといっているようでその時点で食事は終了していました．食事中は全くむせることがありませんが，食事のあとに決まって痰が絡んでくるため毎回看護師が吸引チューブを用いて痰を吸引をします．時には食べたゼリーがそのまま吸引されることもありました．Gさんは看護師の手をもって抵抗します．この状況をどう判断するかですが，この方は食べ物が気管に入ったときに起こる咳の反射（咳嗽反射）が低下しているために食事中にむせないだけで誤嚥はしていると判断しました．

このときに，援助者として家族にどう声をかけるかによって家族の受け止め方や気持ちは大きく違います．

「このままだと栄養が足りなくなって生きていけない，だから胃瘻をつくりましょう，あるいは入院して点滴をしましょう．」

「今Gさんから，食べることについての希望を聞くことは難しい状況ですが，Gさんが嫌だと思うことはしない，苦しくないことを優先して考えるとどうでしょうか．

食事をすることによって痰が絡みGさんにとって最もつらい吸引をすることになります．食事にこだわらず，本人が好きな物を痰が絡まない程度に楽しむことにしてみてはどうでしょうか．おそらく栄養は足りていないと思いますが，お口のケアをして口が渇いてつらいことがないようにしながら，Gさんが気持ちよく過ごせるようにみていきませんか？」

この提案にご家族は同意され，Gさんは三度の食事はやめてご家族の用意される好物のりんごジュースを少しずつ吸うように飲んで過ごされました．こうして最も苦痛だった吸引から解放され，ご家族もできることをしながら過ごされ，数週後に穏やかに旅立たれました．

※5 厚生労働科学研究委託費長寿・障害総合研究事業「高齢者の摂食嚥下・栄養に関する地域包括的ケアについての研究」．2015.

口から食べることの意味〜重度認知症の場合〜

仮に重度認知症で嚥下に問題がある，またはその他の多くの理由で食べられない人が，家族と医療者の相談で胃瘻を造設されたとします．しかし，その人にとっては胃瘻が何なのか，なぜそれが必要なのか理解できなければ何かに繋がれている感覚にしかすぎず，これは快か不快かといわれたら不快ということになります．その場合に，邪魔な管を引っ張って胃瘻が抜けてしまったりすると「胃瘻を自己抜去」といわれます．脳梗塞後遺症で機能が回復すれば食べられるようになる人は別として，この人にとって不快であるところの胃瘻から栄養を入れることを優先するのか，胃瘻ではない方法を検討するのかでこの方の生活は大きく左右されます．点滴も胃瘻と同様のことがいえます．

この人が食事をすることについての方針を考えるとき，本人がどういうことを希望しているのか，また食べる機能がどういう状況なのかをリスクも含めて家族と医療介護職が共有し

口から食べることの意味

重度認知症の場合
「快」か「不快」かが重要

▶ 胃瘻の必要性が理解できないため繋がれている感覚＝不快
→「胃瘻を自己抜去」
▶ 点滴されることは不快 →「自己抜去」
▶ ドロドロしたものは美味しくない＝不快

▶ 好きなものは美味しい＝快

家族ができること
- 本人が何を快と感じるかを考える．
- 本人が最も望むことは何かを，本人に代わって考える．

チームができること
- 本人，家族が大切にしたいことを共有
- 自分の価値観を押し付けない
- 多職種で得意分野を生かして連携する

スライド㉞

ます．本人と家族の希望が一致しているときは，ある程度のリスクを承知したうえで食べることを見守る，そしてひどくむせるようなら途中でやめましょうというところで折り合いがつくかどうかは，医療介護職側がそれを了解できるかどうかということによるでしょう．しかし，本人と家族の希望が一致していないときは，どこで折り合いをつけるのかをじっくりと話し合い，そのことを医療介護職も共有する必要があります．

食事とは本来楽しむものですが，疲れやすい，集中力が続かないなどの理由で食事に十分な時間をかけられないとしたら，効率よく栄養を摂るものと，好きな物をゆっくりと楽しむものを組み合わせるとよいかもしれません．たとえば，好物のウナギはその香ばしいにおいを楽しみながら本人のペースでゆっくりと食べる，そのかわり栄養が強化されたゼリーを食事のとき，またはおやつで補うことができれば1日のトータルとして栄養は摂れたことになるでしょう．こうした場面で管理栄養士さんのお力を借りたいところです．

第5章 ステップアップ講座〈4〉

「聴く力」を養う
地域の誰もが聴いてくれるまちをめざして

　　ここまでに「〈暮らしの中の看取り〉準備講座」でお伝えしてきたように，「聴く力」はいろいろな場面で必要とされます．「聴く力」は決して生まれもった才能ではなく，その理論を学び，練習することである程度のところまで身につけることが可能です．

　実際の現場では，聴く技術だけではなくその態度も大切です．生きる意味を失いかけた患者さん，苦しみを抱えた患者さんとかかわるとき，苦しみを理解しようとする態度で，そこが安心して話せる場所でなければこの人に話を聞いてもらいたいとは思ってもらえません．

　では，安心して話せる場所とはどういう場所でしょうか．大切なことを話すとき，なるべく途中で電話がかかってきたり，他の人が部屋に入ってきたりすることがないような場所を確保します．そして，ゆっくり時間が確保してあることを伝えておくと，安心して話しを切り出すことができます．また，立って話すのではなく椅子に座って，できれば視線の高さも同じくらいにすると相手は安心します．

「聴くこと・聴く力」が役立つ場

「聴くこと・聴く力」が役立つ場

1. カウンセリング
- 臨床心理士や精神科医は専門的に行っている．
- 話し手が自らの隠れた気持ちや欲求に気づくことを助けるもの．アドバイスではない．

2. 苦痛を抱える人との会話
- ホスピス，一般病棟，在宅などに限らず苦痛を抱える患者さんのいる現場では意識して実践されている．
- 日常の親しい友人同士の会話

3. ディグニティセラピー
- がん末期患者のケアとして精神科医が考案したが，専門職ではなくても実践可能．
- 尊厳を高め，悲しみや抑うつを軽減する効果がある．
- 患者に対する家族の見方や理解を変え，家族にとって役に立つ可能性がある．
- 認知症の軽度の段階におけるケアとしての可能性がある．

4. 「思い出ブック」
- 回想法の応用．認知症の中等度・重度でも活用可能．

表 5-1　聴くこと・聴く力が役立つ場

「聴くこと」を専門にしているのがカウンセリングを行う臨床心理士や精神科医です．カウンセリングの魅力は，良い聞き手がいることで，話し始める前には話そうと思っていなかったことまでもが引き出され，話しているうちに自分の考えが整理されていき，話し手が自らの隠れた気持ちや欲求に気づくことができる可能性があることです．決して聞き手が何かをアドバイスするわけではないのに，聞いてもらった後にはすっきりします．是非皆さんにも聴いてもらう快感を体験していただきたいと思います．

　ホスピスや一般病棟，在宅などの医療現場でも介護の現場でも，苦しみを抱える患者さんのお話しを聴こうとする人は，聴く態度と技術を意識して苦しみを理解しようとしています．「聴く態度」とは何か特別なもののように感じるかもしれませんが，日常の親しい友人同士の会話を思い浮かべてみてください．気の合う仲間が話すとき，聞き手はうんうんとうなずきながら，相づちを打ちながら，時には身を乗り出して相手の目を見て聞きます．そのような態度で聞いてもらえると，話し手はもっと話したくなり，相手の態度によって自分の話が引き出されているのですが，私たちは普段そのことをあまり意識していません．

　ただ，この親しい気の合う友達の話を聴くような態度だけではうまくいかないのが臨床の現場です．そこで求められているのは，苦しんでいる人のつらい気持ちを逃げずにしっかりと聴いてくれる人です．話し手が自分の本当の気持ちに気づくことができるためには，聞き手として少し意識しなければならないことがあります．それは，たとえ相手が話していることが自分の価値観とずれていたとしても，それを否定したり評価したりせずに肯定的に聴くという態度，相手の苦しい気持ちを理解しようとする態度です．医療介護職のみならず，一般市民にも実践できるように聴く力を養う講座をこのあと具体的に紹介していきます．宗像恒次先生のコミュニケーション‐カウンセリング理論をもとに筆者が少しアレンジを加えたものです．

「聴く」ための基本姿勢

　私たちが相手の話を聴くとき，相手の感じている世界や感情，本当の欲求を理解するためには心を真っ白にして聴くことが大切です．「つらいんです」と切り出されたとき，「そうですよね，つらいですよね．」と答えるのではなく，「つらいのはどんなことなのだろう」「なぜつらいのだろう」と，相手に関心をもって，相手の考えていることや気持ちを教えてもらう態度で聴きます．これが本当の意味の傾聴です．

　相手の気持ちにより近づくためには，「それは，こういうことですか？」「そのときの気持ちはこんな感じですか？」と確認を繰り返します．これは，相手の気持ちを理解していないのではなく，相手がこんな風につらいと考えているのだなということを，より正しく理解するために質問して確認するという大切な作業を行っています．

　ここで，より効果的に相手の話を聴くための態度を意識してみたいと思います．質問を次々としていくのではなく，自分の中でも相手の中にある情景を思い浮かべながら，時に目を閉じて沈黙を用いながら聴いてみましょう．その時間は，相手の中でもゆっくりと考えを整理

「聴く」ための基本姿勢

相手の感じている世界，感情や本当の要求を理解するために

こころを真っ白にして
「なぜだろう」と相手に関心をもって
教えてもらう姿勢で相手に寄り添って
気持ちを聴く

→ 傾聴

「今おっしゃったことについてもう少し詳しく教えて頂けますか？」
「そのときの気持ちは，どんな感じなのですか？」
「それは，こういうことですか？」
質問や確認を繰り返しながら少しずつ相手の考えを理解していきます．
聞き手の問いかけによって，話が引き出されていきます．

スライド㉟

するために必要な時間です．そして，相手のひとことを待ってみましょう．
　イメージしていた情景がよりはっきりするようにさらに質問を追加していく，それくらいのゆっくりとした時間が会話をより深いものにしていきます．その具体的な方法を示してみたいと思います．

ミラーリング法①

ミラーリング法①

鏡のようになって相手がいった言葉をそのまま繰り返す

話：「がんっていわれて，どうしていいかわからなかったんです．」
聞：「がんっていわれて，どうしていいかわからなかったんですね．」

話：「……」

沈黙をこわがる必要はありません

沈黙に耳を傾け，沈黙しているときの言葉にならない言葉
（雰囲気，空気，気配といったもの）を感じ取りましょう

沈黙には，考えを深め，大切なことを思い出し，
そのときの感情をもう一度振り返る力があります

スライド㊱

まずは，鏡のようになって相手がいった言葉をそのまま繰り返す「反復」を実践してみましょう．
話し手：「がんっていわれて，どうしていいかわからなかったんです．」
聞き手：「がんっていわれて，どうしていいかわからなかったんですね．」
　ここで話し手は，自分がいったことを聞き手がもう一度言葉にしてくれることで，自分の言葉を再確認します．そして，自分の中で反芻(はんすう)しゆっくりとその言葉の意味を考えます．
　このあと，沈黙があるかもしれません．しかし，この時間は話し手がゆっくりと考えている時間と捉えて，沈黙をこわがらずに，沈黙に耳を傾け，沈黙しているときの言葉にならない言葉，雰囲気や気配といったものを感じ取りましょう．沈黙には，考えを深め，大切なことを思い出し，そのときの感情をもう一度振り返る力があります．

ミラーリング法②

> ### ミラーリング法②
> **鏡のようになって相手がいった言葉をそのまま繰り返す**
>
> 話：「がんっていわれて，どうしていいかわからなかったんです．」
>   聞：「がんっていわれて，どうしていいかわからなかったんですね．」
>
> 話：「……　子供たちの顔が浮かんだんです．　……」
>
>   聞：「子供たちの顔が浮かんだんですね．
>   そのときの気持ちを，もう少し教えていただけますか？」
>
> > 気持ちを明確化
> > そのときの情景を視覚化

スライド㊲

話し手：「……子供たちの顔が浮かんだんです．……」
　どうしていいかわからなかった，子供たちの顔が浮かんだ，この言葉の先に話し手のどんな気持ちが潜んでいるのかを丁寧に確認していきましょう．聞き手が自分で解釈したり，早合点することなく話し手の考えていることや気持ちについてもう少し教えてもらうつもりで次の問いかけをしてみます．できたら，そのときの情景を視覚化することを意識してみます．そして，わからないことや確認したいことがあれば聞いていきます．

聞き手：「子供たちの顔が浮かんだんですね．
　　　　　そのときの様子や気持ちをもう少し教えて頂けますか？」
話し手：「がんになると痛みで苦しむのだと勝手に思い込んでいました．

私が苦しむ姿は絶対に子供には見せたくないと思っていました．
　　私が苦しむ姿を子供が見ると思っただけでつらくて…
　　どうしたらいいのかわからない，そう思ったんです．」

ミラーリング法③

```
                    ミラーリング法③

　話：「がんっていわれて，どうしていいかわからなかったんです．」
　　　　…………
　　　聞：「苦しむ姿を子供に見せると思うとつらくて，
　　　　　　どうしていいかわからない，ということなんですね．」

　話し手の気持ちと一致していれば
　　　　　・「わかってもらえた」と安心する　　　　　ミラーリング効果
　　　　　・話しながら自分の気持ちが整理される
　　　　　・話しながら自分の隠れた気持ちや欲求に気づく

　　　　カウンセリング　　　　　　コンサルティング
　　　相手が自らの隠れた気持ちや　　　悩みを聞いてアドバイスする
　　　欲求に気づくことを助ける
```
スライド㊳

聞き手：「なるほど．苦しむ姿を子供に見せると思うとつらくて，
　　　　　どうしていいかわからない，そういうことなんですね．」
話し手：「そうなんです！」

　この瞬間，話し手は聞き手にわかってもらえたと安心します．話し手は，聞き手の質問に答えて話しながら，自分の考えていたことや気持ちが整理されていき，時には自分の隠れた気持ちや欲求に気づくことがあります．これがミラーリング効果です．

```
ミラーリング効果
　●「沈黙」は相手に話す機会を与えるということ
　● 効果的な沈黙
　● 自分の話した言葉を耳で聞き
　● 相手が反復してくれた言葉をもう一度耳で聞く
　　　　　　　　　　　　　●相手に安心した発言を促す
　　　　　➡　　　　　　　●話す意欲を増大させる
　　　　　　　　　　　　　●自らの発言による新たな気づきを高める
```

表 5-2　ミラーリング効果

「聴く」ことを妨げるブロッキング

> ### 「聴く」ことを妨げるブロッキング
>
> - 聞き手に「本当の気持ちを知るのが怖い」とか
>   「変なことを聞かれたらどうしよう」とか
>   「死にたいとかいわれたら怖い」などの心理が働いた場合
>
> - 一方的に解釈したり評価したり，早合点したり比較したりした場合
>   「前に同じようなことをいった人がいたなぁ」
>   「たぶん，こういうことをいっているのだな」
>   「自分だったら…」と考えた場合
>
> - 患者に対してイライラしたり不快感，違和感などが生じた場合
>   「今忙しいのに…」「なぜそれを私にいうの…」
>
> - 自分の価値観との違いを感じて否定的な感情をもった場合
>   「間違ってるんじゃないか」「こうした方がいいのに」

スライド㊴

しかし，実際に私たちが人の話しを聴くときにしばしば「聴けていない」ことがあります．その，聴けていない状態をブロッキングといいます．ブロッキングはどんなときに起きているのでしょうか．

臨床現場では，「もう死んでしまいたい」とか「どうして私だけこんな目にあうの？」などと言葉に詰まるような質問をされることがあります．このような場面で，聞き手に「本当の気持ちを知るのが怖い」「変なこと（自分が答えられないこと）を聞かれたらどうしよう」「死にたいとかいわれたら怖い」などの心理が働いた場合には相手の話しを聴けなくなってしまいます．

時には，相手の話しを聴きながら一方的に解釈したり，早合点したり，他の人と比較した場合に「前に同じようなことをいった人がいたなぁ」「たぶん，こういうことをいっているのだな」「自分だったら…」と自分の頭の中で考えてしまいますが，この場合もブロッキングが起こり相手の話を聴けなくなっています．

また，忙しい現場では時に患者に対してイライラしたり不快感が生じて，「今忙しいのに…」「なぜそれを私にいうの…」などと考えてしまったときにも相手の気持ちを聴くことはできなくなっています．

そして，自分とは違う価値観をもった人に対して，自分の価値観との違いを否定的に受け止めてしまい「それは間違ってるんじゃないか」「こうした方がいいのではないか」と考え始めたときにもブロッキングが起こっていて聴けない状態に陥っています．

このように，ブロッキングについて知ると自分の聴き方の癖に気づくことができます．まずは自分の癖を知り，ブロッキングが起きていることを気づけるようになることが聴けるようになるための第一歩です．

ブロッキングの外し方

> ### ブロッキングの外し方
>
> - ◆「あ～前に同じようなことをいってる人いたなぁ」
>   「あ～それって，こういうことでしょ」
>   「自分だったら…」
>   「どうアドバイスしたらいいかしら？」
>   「なんと返したらいいのか？」
>   　　　と頭に浮かんで来たら，その意識をわきに置きます．
> - ◆自分の固定概念にとらわれない
> - ◆早合点して話しに割り込まない
> - ◆相手がどのように考えようとしているのかを，まずはよく聴いてそのまま受け止める

スライド㊵

　ブロッキングは誰にでも起こります．ブロッキングが起こること自体が問題ではありません．ブロッキングが起きているのに気づかないこと，あるいは聴いたふりをしていることが問題です．

　前のスライド㊴に示したように，ブロッキングが起こるにはいくつか典型的な場面があります．自分でブロッキングが起こってきたと気付いたらまずはそれを一度わきに置くことを意識してみましょう．そうすることで，聴く準備が整い，自分の頭の中を少しずつ真っ白にしていくことが可能です．実は実際の患者さんとの会話では，この作業を繰り返し行っていくことになります．それほどブロッキングは誰にも起こっていることなのです．

　自分の価値観との違いを感じたら，「なるほど，この人はこんな風に考えているのだな」と捉えてみましょう．

「聴く」手順

　それでは聴く手順をもう一度確認しましょう．
①まず初めに「観察」から始めます
　観察の目的は，感情や気持ちが表現されるキーワードと，非言語で表されるメッセージであるキーメッセージを見つけることです．キーワードを見つけるために相手の言葉に集中すること，キーメッセージを見つけるために，注意深く見ることが必要です．

　相手が話す言葉の中で，特に感情や気持ちを表す部分，あるいはセリフを交えて話した部分は相手が伝えたいことが詰まっている可能性があります．また，その人独特の表現で話し

「聴く」手順

観察
- キーワード（感情を表現）を観察
- キーメッセージ（非言語的表現）を観察

反復
- 相手の気持ちがこもっていた部分を中心に効果的に繰り返す
- 安心して話せる雰囲気を作ることを意識する
- 沈黙や相づちを用いてみる

　　ミラーリング

確認
- 相手の感情が**喜び**，**不安**，**怒り**，**悲しさ**，**苦しさ**のどれなのか明確化
- 相手の感情について「○○という気持ちなのですね？」と確認
- 合っていれば相手の表情はいきいきする．違っていれば表情が曇る
- 相手の表情を観察しながら，相手の気持ちに合わせて仕立て直す

　　テーラーリング

スライド㊶

た部分は，相手の伝えたい感情が現れている可能性が高いのでその部分をキーワードとして頭に入れておきます．また，話し手がジェスチャーを交えて話したことや，目や顔の表情や声質が変わった部分，からだを乗り出すなど姿勢が変化した部分などの非言語で表される部分をキーメッセージとして頭に入れます．そしてもうひとつキーメッセージとして捉えたいのは，聞き手の胸にジーンときた部分です．

②相手の気持ちがこもっていた部分を中心に効果的に「反復」します

　キーワードとキーメッセージは相手の感情や伝えたいことが込められた部分です．それを中心に，鏡のようになって相手の言葉をそのまま反復してみます．ここでは話し手が安心して話せる雰囲気づくり，聞き手として好ましい態度を意識します．沈黙や相づちも効果的に使います．

③話し手の気持ちを明確にするために「確認」をします

　あなたの気持ちは○○ということですね？　と確認しますが，相手の表情を見ながら，こちらの解釈が間違っている部分を修正（テーラーリング）し，より相手の気持ちに近づけるよう，確認の作業を繰り返します．

確認のポイント
①相手の話している事柄の情景が浮かぶように，その状況を少し詳しく聞いてみる．
②そのうえで，相手はどんな気持ちなのかを聞いてみる．
③キーワードから気持ちを確認してみる．
　➡キーワードとしてキャッチした部分について，それはどんな気持ちなのかを確認する．

「今○○とおっしゃったのは，△△だから悲しい，ということで間違いありませんか？」
「そのとき，○○○（こんな風に）感じてつらかったのですか？」

④キーメッセージから気持ちを確認してみる．
➡キーメッセージとしてキャッチした部分について，そのときの気持ちについてもう少し詳しく話すことや説明を求めてみる．
「今，目に涙が浮かんだように見えましたが，それはどんな気持ちなのかもう少し詳しくお話ししていただけますか？」
「今，目に涙が浮かんだように見えましたが，それは悲しい涙ですか？」

⑤「悲しい」という気持ちが相手の気持ちと一致しているのかどうかは，確認したときの相手の表情を観察していればわかるので，ここでもよく相手の表情を観察する．
相手の気持ちに合っていれば，「そうなんです．」という一言が返ってくる．

こうした問いかけによって，話し手は「聴いてくれている」「関心をもってくれている」と感じ，もっと話したいという気持ちになります．もし相手が話したくなさそうであれば「今お話ししたくなければ，お話しされなくていいですよ．」と一歩引く態度も必要です．

キーワードとキーメッセージ

キーワード：感情や気持ちが表現されたところ
例：うれしい　つらい　かなしい　くやしい
「どうにかしてください」などのせりふで訴えるところ
その人の独特の表現で表現された部分

キーメッセージ：非言語で表現されるメッセージ
例：目の表情　涙が出る
顔の表情・声質・姿勢の変化したところ
ジェスチャーのあるところと聞き手の胸にジーンとくるところ

表 5-3　キーワードとキーメッセージ

相づちの極意

「それで？」「それから？」「なぜ？」「どうして？」
「ほんとに？」「うっそー」「マジっすかー」

（話を促すのに有効）

no　　「なるほど」「おもしろい」
　　　　n　　　　　o

SOS　「すごいですね」「おどろきました」「さすがですね」
　　　　S　　　　　　O　　　　　　　　S

などをうまく使ってみる．

「ちゃんと聞いていますよ」「もっともっと聞きたいですね」という促しのサイン．

表 5-4　相づちの極意

聴き方のコツ

> ## 聴き方のコツ
>
> ブロッキングについて知ると，ブロッキングが起こっている自分に焦りや，どう返そうかという気持ちばかり起こり，言葉が出なくなる．
> ①ブロッキングは起こって良いので，気づいたら横に置く．
> ②アドバイスしない．
> ③相づちを打ちながら「え？」と思ったところを詳しく聞く．
>
> > あー，話したらすっきりした．気持ちが楽になった．
> > 頭の中の整理がついた．
> > こんなこと，忘れていたけど今日改めて思い出した．
> > 今気がついた．私ってこんな風に考えていたんですね．

スライド㊷

ここまで学習すると，自分の中にブロッキングが起こっていることに気づけます．時にはそのことで気持ちが乱されて聴くことに集中できないこともあります．しかし，ブロッキングは起こって良いのです．起こったらそれを意識して横に置くことを繰り返すうちに冷静に話を聴くことができるようになります．

こうして聴いた結果，話し手が「話したらすっきりした」「頭の中が整理された」「私はこんな風に考えていたんですね」といってくれたら100点でないとしても良い聴き方ができたと思ってよいでしょう．

共感とは

共感とは，自分の気持ちを動かす*ことではない．
*「かわいそうに」「何とかしてあげないと」という，気持ちや同情が先行することは共感ではない．自分の感情や欲求に基づいた行動は自己満足になりがちで，ニーズに合っていないと相手の負担になる．

- 自分に経験があろうとなかろうと
- どれだけ相手の気持ちに近づくかということ
- 自分とは異なる相手の独自の考え方や価値観を認めるということ
- 相手はどんな気持ちでいるのか？　ということを理解しようと確認を繰り返し相手の気持ちに近づいたときに自然に共感に至る

表 5-5　共感とは

話し手がわかってもらえたと感じたとき，聞き手の中に話し手と同じ気持ちが湧いてきてこのときに自然に共感に至ります．経験の少ない看護学生や医学生が，良い聞き手になれることがあるのは，本当に心を真っ白にして聴くことができるからかもしれません．
　専門職は，ついつい人の話しを聞いていると，解決策を頭の中で考え始め，説明やアドバイスをしようとしてしまいます．これはブロッキングが起こっている状態です．これに気づいたら一旦その考えを横に置くことを意識しないと特に患者さんの苦しみの中にある本当の気持ちを理解することは難しいです．

　「共感する」という主体的な表現をする場合，それは自分の感情や欲求に基づいた行動ではないかということを振り返る必要があるかもしれません．共感は，聞き手が主体となって行う行為ではなく，あくまで相手が話を聴いてもらってわかってもらえたと感じたときに，話し手と聞き手の双方に同時に生じる感覚です．共感に至るまで集中して話を聴くというのは，かなりエネルギーのいることです．いつもこのような聴き方をする必要はありませんが，いざというとき，この瞬間を逃してはならないというときに集中して聴くことができたら共感できる可能性はあります．今このときという瞬間をキャッチできるようなアンテナが必要です．

実際にやってみよう！

実際にやってみよう！

観察 → ①効果的な沈黙と促し
　　　　聞き手は自分のブロッキングを自覚し，意識して横に置く
　　　②キーワードを中心に効果的なミラーリング・繰り返し

反復 → ③疑問に思った事柄の明確化
　　　　「もう少し具体的に話してみていただけますか？」
　　　　「それについてもう少し教えていただけますか？」

確認 → ④事柄ばかりで気持ちがでていないとき
　　　　「～といわれましたが，それはどんな気持ちですか？」
　　　　と**気持ちを明確化**する

①から④を繰り返しながら相手の**気持ち**を理解していく

スライド㊸

　良い聞き手になるため，「〈暮らしの中の看取り〉準備講座」では，ロールプレイを経験していただきます．
　さあ実際にやってみましょう．

①4人のグループを作ります．
②話し手と聞き手を決め，残りの2人は観察者になります．
③「最近印象に残ったこと」について話してみましょう．
④これまでに学んだことを意識しながら，聞き手は観察，反復，確認を行っていきます．話し手の気持ちが理解できるまで，この①から④までを繰り返します．

　ロールプレイは6分ぐらいを目安に行います．時にはそこまで時間が続かずに終わってしまうこともあるかもしれません．

> **フィードバック**
>
> ① **まずは聞き手から**：自分が意識した点，うまくいかなかった点
>
> ② **次に話し手から**：聞き手の顔や目の表情をどう感じたか
> 　　　　　　　　　　うなずき方や仕草，ジェスチャーをどう思ったか
> 　　　　　　　　　　話ながら自分の中で何かが変わったか
>
> ③ **最後に観察者から**：聞き手の良かったところ，もう少しこうすれば
> 　　　　　　　　　　　もっと良いと思うことについて話し合ってみましょう！

表5-6　フィードバック

　ロールプレイが終わったら聞き手➡話し手➡観察者①➡観察者②の順に以下の点についてフィードバックを行います．

①**聞き手**：最も負荷のかかる聞き手は，自分で意識してやってみた点や，うまくいかなかった点について話してみましょう．どんなことをキーワード，キーメッセージとして受け取ったかも話してみましょう．

②**話し手**：聞き手の顔や目の表情をどう感じたか？　聞き手のうなずきや仕草をどう感じたか？　話をしながら，自分の中で何かが変わっていったか？　について話しましょう．

③**観察者**：聴くことで学んだ手順を振り返りながら，聞き手の良かったところを思い切り褒めてください．そして，そのあとにもう少しこんな風にしたらもっと良かったと思うことをひとつかふたつ話し合ってみましょう．

　全体でフィードバックを行ったら，ここで以下の点について振り返ってみましょう．
①話し手は，聴いてもらった感じがしましたか？
②話し手は　聴いてもらっているうちに自分の考えが整理された感じがしましたか？
③話し手が今話したことは，最初から話そうと考えていたことだったでしょうか？
　話しているうちに，聞き手がいることにより引き出されたことではなかったですか？
④話し手は，自分は本当に考えていたことはこんなことだったのだ，あるいはこんな気持ちだったのだという気づきがありましたか？

②～④があれば，それこそがミラーリング効果です．聞き手として良い聴き方ができたと考えて良いでしょう．共感に至らなくても，まずはこのような聴き方ができると，話し手である患者さんは，苦しみを理解してもらえたと感じることができるでしょう．

このような聴き方を，聴く態度として身につけたうえで，苦しむ患者さんの気持ちが楽になり尊厳を取り戻せる可能性があるディグニティセラピーをご紹介したいと思います．

ディグニティセラピー

ディグニティセラピー

- 終末期の患者の尊厳を維持することを目的とする精神療法的アプローチで2005年にカナダのアニトバ大学精神科教授チョチノフ博士によって考案された．
- がんの末期にある患者に，あらかじめ手渡しておいた9つの質問をもとに，これまでの人生を振り返り，自分にとって最も大切だったことを明らかにしたり，周りの人々に一番憶えておいてほしいものについて話す機会を提供するもの．
- それによって人生にはまだ意味と目的があることに気づくことは，患者にとって終末期のさまざまな苦痛の緩衝材になることが発見された．
- ディグニティセラピーは，特に悲しみや抑うつの軽減において優れている．

表5-7 ディグニティセラピー

ディグニティセラピーは，カナダのマニトバ大学精神科教授チョチノフ博士によって考案された精神療法的アプローチです．緩和ケアを専門とする施設で行われた臨床試験ではディグニティセラピーを受けた患者は，「満足」ないし「きわめて満足」；91％，「介入は役立つ」ないし「きわめて役立つ」86％，「尊厳感の高まりを感じた」76％，「目的感の増加を感じた」68％，「意味感覚の上昇を感じた」67％とセラピーの効果を評価しており，さらに81％の患者が，この介入は，家族にとって既に役立ったか，将来役立つだろうと答えたと報告しました（Journal of Clinical Oncology, Aug 2005）．

さらに，18歳以上の326人の終末期患者を対象に行われたランダム化比較対照試験で，ディグニティセラピーは患者の尊厳を高める，患者の抑うつや悲しみを軽減する，患者のQOLを改善する，患者に対する家族の見方や理解を変え，家族にとって役に立つということが報告されています（The Lancet Oncology, Chochinov, 2011）．

筆者はディグニティセラピーに出会い，ホスピスの患者さんに実践してその効果を実感しました．薬物療法では改善が難しかった，抑うつ状態や苦しかった気持ちが，自己肯定感，尊厳の高まりとともに改善し，「死にたい」という言葉から「今日一日を元気に過ごせることに感謝したい」という言葉に変わり，「今まで生きていたことには意味があると思います」と自分の人生を振り返ることができました．そして，チョチノフが報告しているように，同

じ時期にご家族が患者さんの気持ちが楽になったと感じていたことがのちにわかりました．ディグニティセラピーはまた，患者さんの大切にしていることを援助者も知ることができ，そのことが日々のケアに活かされました．

ホスピスではあえてディグニティセラピーという形をとらなくとも，日常的のケアの中でこのような会話がされていますが，ディグニティセラピーが場所を選ばず実践されることで，ホスピスケアが普遍的なかかわりとして広がることを筆者は期待しています．

ディグニティセラピー実施への流れ

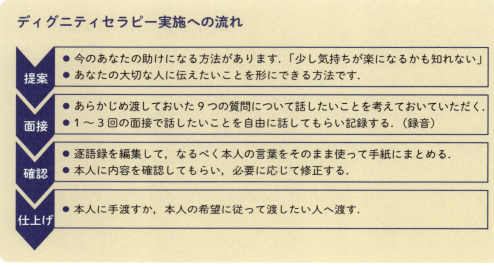

表5-8 ディグニティセラピー実施への流れ

ディグニティセラピーは，このような流れで提案されます．ホスピスでは筆者が提案した患者さんのうち希望された方に対して筆者が面接（お話を聴く）をしています．ある一定の時間を確保しなければ実践できないため，勤務時間内には実施が難しいことが課題です．医療施設で行っていくにあたっては，誰が，どの時間帯に行うのかということが問題になるかも知れません．

「〈暮らしの中の看取り〉準備講座」では「聴く力を養う」講座を受講していただいたうえでディグニティセラピーを実践してます．ディグニティセラピーでは，この9つの質問票をもとに面接が行われますが，このすべての質問に答えるということにはこだわっていません．この質問票を見て自分の話したいと思ったことから話し始めると考えましょう．9つの質問は，聞き手の質問の仕方の具体例として考えても良いのかもしれません．

ディグニティセラピーは「めぐみ在宅クリニック」の小澤竹俊先生が在宅で実施されており，小澤先生は「苦しんでいる人は，自分のこと（苦しみ）をわかってくれる人がいると嬉しい」という援助的コミュニケーションを理解したうえで提案することが望ましいといわれ

ています．関心のある方は，クリニック，またはエンドオブライフ・ケア協会[※1]にお問い合わせください．

> **ディグニティセラピーに用いられる9つの質問**
>
> あなたの人生についてお話を伺います．
> どのようなことを話そうかイメージしてみてください．
>
> 1．あなたの人生について少しお話してほしいのですが，特に記憶に残っていることや最も大切だと考えていることはどんなことでしょう？
>   あなたが一番生き生きしていたのは，いつ頃ですか？
>
> 2．あなた自身について，大切な人に知っておいてほしいこととか，憶えておいてもらいたいことが，何か特別にありますか？
>
> 3．（家族，職業，地域活動などにおいて）あなたが人生において果たした役割のうち，最も大切なものは何でしょう？　なぜそれはあなたにとって重要なのでしょう？
>   あなたがそれを成し遂げたことをどう思いますか？
>
> 4．あなたが成し遂げたことの中で最も重要なこと，一番誇りを感じていることは何ですか？
>
> 5．大切な人にいっておく必要があると思いながらもまだいえていなかったこと，あるいはできればもう一度話しておきたいことがありますか？
>
> 6．大切な人に対するあなたの希望や夢は，どんなことでしょうか？
>
> 7．あなたが人生から学んだことで，他の人たちに伝えておきたいことは何ですか？
>   あなたの大切な人に残しておきたいアドバイス，あるいは導きの言葉はどんなものでしょう？
>
> 8．将来，大切な人の役に立つように，残しておきたい言葉ないし指示はありますか？
>
> 9．この永久記録を作るにあたって，他に追加しておきたいことはありませんか？

表 5-9　ディグニティセラピーに用いられる9つの質問

[※1] http://www.megumizaitaku.jp/mp/dignity-therapy/
https://endoflifecare.or.jp/（2017.4.18）

「〈暮らしの中の看取り〉準備講座」で一般市民と行う「いきものがたり」

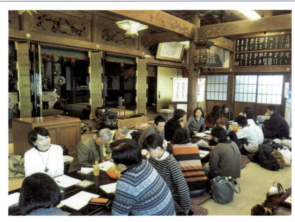

「〈暮らしの中の看取り〉準備講座」で
一般市民と行う「いきものがたり」

「いきものがたり」
廿日市市　最禅寺にて

スライド㊹

　「〈暮らしの中の看取り〉準備講座」では，講座に参加した一般市民から，「自分もこれを受けてみたい」という声があったのをきっかけに，グループワークとして参加者同士でディグニティセラピーを行う勉強会を始めました．ただ，「ディグニティセラピー」という言葉が特に高齢者にはわかりにくいという指摘を受け，その人が今まで生きてきた人生のものがたりを語るイメージから「いきものがたり」とよび，前述（ステップアップ講座〈2〉）の「思い出ブック」と併せて，認知症の本人や家族の尊厳を取り戻す手段として実践する準備を始めています．

　どのような場面で認知症の人に提案するのかということが最大の課題であり，援助者側の自己満足や押し付けにならないような配慮を大切にしたいと考えています．どんなケアも，ニーズのないところに行うことは相手にとって負担になったり，相手を傷つけたりするからです．

　まずは，地域のコミュニティの中で仲間が集まったときに，認知症のあるなしは関係なく実践してみたいと思います．自分の言葉でしっかりと語れる時期に，自分の人生を振り返り，自分がどのように生きてきたのかを語り形にしておくことは，その後，仮に認知症と診断されても，あるいは認知症が進行したとき，仮に自分の言葉で語れなくても，周りの人に自分のことを知ってもらう手段として役立つ可能性があります．

勉強会で行った「いきものがたり」のグループワークの手順を紹介します．
①まず4人グループになります．

②「いきものがたり」の主役，つまり自分の人生を振り返って語る話し手を決めます．
③次に聞き手を決めます．ここでのコミュニケーションは，「聴く力を養う」講座で学んだ好ましい聴き方の態度を意識します．
④その他 2 人は観察者になり 2 人の会話のやり取りを聞き観察します．
⑤ディグニティセラピーで使用される 9 つの質問紙を予め話し手に渡しておき，自分の人生を振り返って話したいことを考えておいてもらいます．
⑥聞き手は，「あなたがこれまで生きてきた人生のことについて教えてください」と切り出し，話し手の話しを聞きます．メモをとりながら聞くよりもボイスレコーダーで録音すると，より聴くことに集中できます．
⑦聞き手は，話し手の表情や態度を観察しながら会話を進めます．
⑧今日は練習なので約 10 分の会話で終了とします．
⑨ここで，一度フィードバックを行います．会話が盛り上がりうまく話せた，あるいはうまく聴けた人という人と，何かうまくいかなかったと感じている人がいると思います．
　❶まず聞き手から，自分が「聴く」ために意識したところやうまくいかなかったことを話します．
　❷話し手は，聞き手のよかったところについて意見を述べ，自分が話しながら変化していった自分の気持ちや話しているうちに気づいたことなどを話します．
　❸観察者は，聞き手の良かったところを指摘し，あともう少しこのようにしたらもっと良かったというところをひとつかふたつ指摘して 4 人のフィードバックは終了です．
　❹「〈暮らしの中の看取り〉準備講座」では筆者がファシリテーターとなり加わります．
⑩ここで，聞き手は録音した内容やメモを見ながら，話し手が話したことを便箋 1 枚程度にまとめます．このときに，なるべく本人が話した言葉をそのまま引用し本人が語っているように手紙にまとめます．
⑪まとめた手紙を話し手に読んでもらい，表現の気になるところや修正してほしいところがあれば修正して手紙を仕上げます．
⑫話し手に仕上がった手紙を渡します．

　観察者を含めてグループワークを行う理由は，そうはいってもなかなか聴くということは難しいからです．聴けない自分に戸惑い，会話が進まないこともあります．しかし観察者のフィードバックや，人が聴くのを見ていることで非常にたくさんの気づきがあります．良い聞き手がいることにより，自分の人生を生き生きと語り，初めは話すつもりではなかったことも引き出されます．たとえたくさんの後悔ややり残したことがまだまだあると思っている人も，話をしているうちに自分では忘れていた大切なことに気づいたり，自分がこんなにも何かを大切にして生きてきたということに改めて気づいたりします．
　実際に「いきものがたり」を実践する場合は，②③⑤⑥⑦のプロセスを行い，その後録音した記録を逐語録として紙に起こす⑩の作業を行い，⑪⑫で終了です．

おわりに

　本書では，看取りにかかわる医療介護職の方々が，仮にこれまで看取りの経験が少なくても自分にもできることがあることに気づき，気持ちにゆとりをもって援助できるように，筆者がこれまで実践してきたことをなるべくわかりやすい言葉で解説しました．
　しかし，最も大切にしたいことは，いつも「これからどうしていくか」を考える中心には患者さんがいるということです．患者さんを抜きにして周りだけで考えることなく，本人の思いはどうなのか？　に常に立ち戻ることです．そして，ここに紹介した知識をもったとしても，患者さんやご家族が本当に必要としたときに情報を提供することです．そして，場合によっては，情報提供ではなく，ただじっと話を聴いてほしいことがあることも忘れてはいけません．それは，相手が苦しい胸の内を語ってくれているときです．
　知識や経験を積み重ねると，ついついアドバイスしようと相手の話を聴く前に説明や説得を始めてしまいがちですが，まずはじっと相手の言葉に耳を傾けてみましょう．そして，相手が苦しんでいるその気持ちをあなたにわかってもらえたと，相手が感じてくれたときに信頼関係が生まれます．そのときに，改めてもう少し詳しく知りたいと思いますか？　と聞いてみます．
　筆者も医師になって20年以上の経験を重ねても，タイミングを見誤ってお話したことで相手を傷つけてしまうという苦い経験をしました．すべてを患者さんやご家族に伝えることが大切なのではなく，相手が知りたいタイミングにお話することが大切なのだと改めて痛感しています．
　本書がマニュアルとして独り歩きを始めることがないよう，あくまで援助者である皆さんの引き出しのひとつに加えていただき，ひとりひとりの困っている方のことばに耳を傾けていただくことを切に願います．

　さて，広島県廿日市市で始めた「〈暮らしの中の看取り〉準備講座」を受講した仲間の中から，実際に地域で最期まで安心して暮らすために自分にできることを一緒に考えるサポーターが誕生しました．この「はつかいち暮らしと看取りのサポーター」は，その職種や年齢に関係なく，地域でボランティア活動をしている一般市民も一緒に食べることの支援，苦しむ人の話を聴くことを大きな活動の柱として勉強会を繰り返しています．今後地域の中で，支えてくれる人，相談できる人がすぐそばにいるまちになっていくことを期待しています．

　最後になりましたが，本書をまとめるにあたり，全面的に支えてくださいました中外医学社の五月女謙一様には心よりお礼申し上げます．
　また，これまで臨床の現場での心のあり方や態度に至るまでご指導くださいました広島大学原爆放射能医学研究所腫瘍外科の諸先輩方，聖ヨハネ会桜町病院ホスピスでお世話になった山崎章郎先生，小穴正博先生，林裕家先生，三枝好幸先生ほか，聖ヨハネホスピスの仲間

たち，そして「〈暮らしの中の看取り〉準備講座」の開催に向けてゼロから一緒に活動を作り上げてきた仲間である川本達志さん，泰田康司さん，山中陽子さん，そして講座の開催をお手伝いしてくださっている「はつかいち暮らしと看取りのサポーター」の皆さん，そして何よりも私にたくさんのことを教えてくださったこれまで出会った患者さんとご家族に，心より感謝申し上げます．

　なお，写真の掲載については，ご本人及びご家族より許可をいただいております．

著者略歴

大井裕子（おおい　ゆうこ）

　1966年広島生まれ．中学時代に祖父母と曾祖母と同居し人の老いを間近で感じ，多くの死別体験をもつ．1985年ノートルダム清心中学高等学校卒業，1992年広島大学医学部卒業後，広島大学放射能医学研究所腫瘍外科入局．大学病院，安佐市民病院などで外科研修の後に，2000年広島大学大学院卒業後は安浦町国保診療所で地域医療，在宅医療の経験を積み2006年6月より東京都小金井市の桜町病院ホスピスの常勤医師となる．

　2009年笹川記念保健協力財団の助成を受けオーストラリアの緩和ケア研修を修了．ホスピスでがん患者と家族のケアに従事する傍ら，緩和ケア普及，啓蒙のための活動を行っている．

　2011年10月から岩手県大槌町で東日本大震災後の被災地支援活動「お医者さんのお茶っこ」，2014年10月から広島県廿日市市で，一般市民と一緒に地域で最期まで安心して暮らすことについて考える「〈暮らしの中の看取り〉準備講座」を継続中．ホスピスでの経験から，食べることと生きることについて関心をもち，はつかいち暮らしと看取りのサポーターとともに地域の食支援にも力を入れる．

〈暮らしの中の看取り〉準備講座　ⓒ

発　行	2017年10月10日　1版1刷 2018年2月1日　1版2刷
著　者	大井裕子
発行者	株式会社　中外医学社 代表取締役　青木　滋
	〒162-0805　東京都新宿区矢来町62 電　話　　03-3268-2701（代） 振替口座　00190-1-98814番

組版/月・姫（株）　　　　　＜KS・YI＞
印刷・製本/横山印刷（株）
ISBN978-4-498-05722-7　　　Printed in Japan

JCOPY　＜(社)出版者著作権管理機構　委託出版物＞
本書の無断複写は著作権法上での例外を除き禁じられています．
複写される場合は，そのつど事前に，(社)出版者著作権管理機構
（電話 03-3513-6969，FAX 03-3513-6979，e-mail: info@jcopy.or.jp）の許諾を得てください．